医療・介護改革の深層

日本の社会保障制度を守るための提言

Yukihiro Matsuyama

松山 幸弘

キヤノングローバル戦略研究所
研究主幹、経済学博士

JMP 日本医療企画

はじめに

　本書は、2015年4月3日第189回国会に提出された医療法と社会福祉法の改正法律案を解説すると同時に、安倍晋三政権が取り組むべき次なる課題を記したものである。医療法改正法律案には筆者が前著『医療改革と経済成長』（日本医療企画、2010年）で提言した非営利ホールディングカンパニー創出の端緒となる仕組みが盛り込まれた。その意味で本書は前著の続編である。

　一方、前著執筆時に研究対象としていなかった社会福祉法人制度の大改革につながる社会福祉法改正が実現する運びとなった。これは、2011年7月7日に筆者が日本経済新聞「経済教室」欄に社会福祉法人の実態が法の趣旨と大きく乖離していることを問題提起したことが契機となっている。

　筆者は、規制改革会議健康・医療ワーキング・グループ専門委員、社会保障審議会福祉部会委員となったことで、政策が法律案になっていくプロセスを従来以上に身近に感じることができた。関係官庁の担当官と意見交換する機会を頻繁に得たこと、全国のさまざまなタイプの医療介護福祉事業体経営者と本音ベースの議論を行わせていただいたこと、福祉施設職員や利用者の保護者の方々から現場の実態に関し情報提供を受けたことは、筆者の政策研究活動にとって大きな財産となった。

各章の概要

　第1章では、わが国の社会保障制度がもはや現状維持できないことを記した。その最大の要因は、14歳以下人口と65歳以上人口の合計を分子とし15〜64歳人口を分母とする従属人口割合指数が急上昇しているからである。医療界にはわが国の医療制度を「世界に

冠たる国民皆保険」と自画自賛する者が未だに存在する。筆者は、本書執筆直前の2年間、世界30か国の医療政策研究者と共同で「Healthcare Reform, Quality and Safety」(ASHGATE社、2015年3月)を作成したが、日本の制度を模倣したいと考える国は一つも存在しなかった。なぜなら、米国を除く先進諸国は医療の皆保障をさまざまな方法で実現しており、皆保障を公的保険で実現した日本の制度が一番優れているという理由がない、日本の医療費の対GDP比は2012年に10.3％とOECD平均の9.3％を大きく上回っており日本はすでに医療費が割高な国になっている、保険者に対する補助金の公費財源が赤字国債発行により賄われており制度のサステイナビリティが失われている——からである。

第2章では、筆者が医療改革の最重要目標に掲げていた非営利ホールディングカンパニーの議論が厚生労働省・医療法人の事業展開等に関する検討会で迷走した原因、2015年3月に厚生労働省と総務省が法人格のない公立病院にも地域医療連携推進法人への参加資格を与えると合意したことの意義を解説した。

非営利ホールディングカンパニーの議論が迷走した発端は、社会保障制度改革国民会議が2013年8月に発表した報告書の誤りにある。同報告書は「日本の医療政策の難しさは、これが西欧や北欧のように国立や自治体立の病院等（公的所有）が中心であるのとは異なり、医師が医療法人を設立し、病院等を民間資本で経営するという形（私的所有）で整備されてきた歴史的経緯から生まれている。公的セクターが相手であれば、政府が強制力をもって改革ができ、現に欧州のいくつかの国では医療ニーズの変化に伴う改革をそうして実現してきた。……日本の場合、国や自治体などの公立の医療施設は全体のわずか14％、病床で22％しかない。ゆえに他国のように病院などが公的所有であれば体系的にできることが、日本ではなかなかできなかったのである。」と記している。

しかし、これは事実誤認である。なぜなら、米国は5,686病院

(2013年現在)のうち78％の4,451病院が民間病院であるが、機能分化や患者情報共有の仕組みづくりで世界をリードしている。日本の場合、狭い医療圏内で国公立病院、大学附属病院が税金を使って過剰設備投資競争を行っており、患者情報共有にも消極的である。公的セクターを相手に政府が強制力を持って改革できていない。つまり、わが国の医療提供体制改革が遅れている最大の元凶は、私的所有の医療法人が多いことよりも国公立病院、大学附属病院のガバナンスの欠陥にあるのである。したがって、ホールディングカンパニー機能を与えて改革するメインターゲットは、公的セクターの病院群なのである。

にもかかわらず、産業競争力会議が社会保障制度改革国民会議報告書の誤りをそのまま踏襲、「日本再興戦略」改訂2014に盛り込み、医療法人と社会福祉法人を束ねる非営利ホールディング型法人創設のための法改正を検討するよう厚生労働省に指示を出したのである。厚生労働省の検討会議事録からわかるとおり、私有財産である医療法人がこれまでライバル関係にあった他医療法人とグループを形成、経営統合に発展する可能性は皆無に近い。しかも、改正法でつくられることになる地域医療連携推進法人と類似事業体はすでに多数存在する。違いは、既存の類似事業体は参加法人のオーナー一族が共通しており経済的利害対立がないという点である。したがって、ライバル関係にある医療法人に地域医療連携推進法人設立を認めたところでアベノミクスの成長戦略の具体策にはなり得ないのである。

筆者の知る限り、厚生労働省も筆者と同意見であったと思われる。そして、この霞が関の政治力学が絡んだ方程式を解く方法として考えられたのは、地域医療連携推進法人化を強制ではなく"選択肢の一つ"に位置付ける、つまり医療法人を核にした地域医療連携推進法人がほとんど誕生しなくても既存の諸制度に影響を与えない仕組みに棚上げした上で、地域医療連携推進法人のメインターゲットを本来の国公立病院、大学附属病院にシフトさせることである。その

意味で法人格のない公立病院を地域医療連携推進法人の参加法人に加えることに合意した厚生労働省と総務省に敬意を表明したい。

第3章では、筆者が社会福祉法人制度の本格的研究に着手する理由となった業界の非常識、社会福祉法改正法律案の注目点、改正法律案が積み残した課題について解説した。社会福祉法人関係者の多くは、法人税課税が社会保障審議会福祉部会で議論にならなかったことから、改正の影響は自分たちにはあまりないと安堵している様子である。しかし、今回の改正で良い社福と悪い社福の区別が明確になる。その結果、社会福祉法人制度に対する批判がレベルアップ、悪い社福に退場を迫る本格的改革に至ると筆者は予想している。

ちなみに、閣議決定により全国約2万の社会福祉法人の財務データ集計作業が厚生労働省により行われている。しかし、集計に使える財務諸表を作成できない社会福祉法人が相当数存在する模様である。ホームページで公開されている貸借対照表の中には、内部取引勘定の数字が借方と貸方で不一致なままのアンバランスシートが未だに散見される。改正法で構築される社会福祉法人全体の財務データベースにより、会計上の内部留保、金融資産の金額が正確に把握されるようになる。一気に法人税課税の可能性は低いものの、現状のままでは固定資産課税リスクが高まることを社会福祉法人業界は肝に銘じる必要がある。

第4章では、今回の改革は医療介護福祉制度運営における都道府県間の競争の幕開けでありその主役が知事であること、アベノミクスの目玉政策の一つであるデータヘルスを成功させるには財源と医療機関の連結の仕組みが不可欠であること、医療ICT投資コストの主たる負担者は保険者であるべきことを記し、最後に非営利ホールディング型の日本版IHN（Integrated Healthcare Network：統合ヘルスネットワーク）を全国各地に創出し医療介護福祉産業の生産性向上を実現するための必要条件を解説した。医療介護福祉制度運営の責任が都道府県になることから、現場を担う都道府県職員の能

力アップを図らなければならない。目標は、財源とサービス提供体制のバランスの全体像を感覚的に理解し、住民ニーズとサービス提供体制のミスマッチ縮小のためにリーダーシップを発揮できる人材の育成である。この機能はコンサルタントに代替させることはできない。コンサルタントは問題指摘をしても解決するまでの責務を負わないからである。したがって、専門人材育成の支援を国が行う必要があるように思われる。

規制改革の次なる重要テーマ

筆者は、本書で今回の法改正の目的を着実に実現するために必要な次なる規制改革のテーマにも言及した。そのうち特に重要なものは次の6点である。

①地域医療連携推進法人に株式子会社を認めたように社会医療法人にも医療周辺業務で株式子会社を認める。(第2章第2節)
②社会医療法人に特別養護老人ホームを認めることで社会福祉法人との合併を可能にする。(第2章第2節)
③障害者施設を運営する社会福祉法人の評議員会のメンバーに保護者会代表が入ることを定款に記載することを義務付ける。(第3章第4節)
④社会福祉法人の余裕財産の一部を国または都道府県単位でプールし、児童養護施設卒業者の高等教育・職業訓練費用を社会福祉法人全体で拠出する仕組みをつくる。場合によっては、この仕組みを安倍政権が別途進めている「子供の未来応援国民運動」と連動させる。(第3章第4節)
⑤同族色が完全に払拭された社会福祉法人が非営利親会社になる場合、その役職員を「特殊な関係がある者」から除外して非営利子会社の理事に任命できるようにする。(第3章第4節)
⑥医療法改正では地域医療連携推進法人の経営形態を一般社団法人

としているが、一般財団法人も認める。そして大学附属病院、国公立病院、公的病院、社会医療法人、社会福祉法人などすでに非課税優遇を受けている持分なし事業体のみで形成する一般財団法人地域医療連携推進法人には非課税優遇を与える。（第4章第4節）

*

　本書出版に当たり巻頭の特別インタビューにご登場いただいた社会福祉法人聖隷福祉事業団理事長山本敏博氏にまず謝辞を申し上げたい。聖隷福祉事業団は、地域住民が必要とする医療介護福祉サービスをすべて提供しているわが国の代表的セーフティネット事業体であり、グループ内に医療法人、社会福祉法人、大学も有し、非営利ホールディングカンパニーの基本型もすでに整っている。折にふれ同事業団職員の方々と意見交換させていただいたことが本書執筆でも大いに役立った。

　本書執筆を7週間で完了できたのは、キヤノングローバル戦略研究所という最高の研究環境のおかげである。ここに改めて福井俊彦理事長、事務局スタッフ、スポンサーであるキヤノン株式会社の皆様方に深謝申し上げたい。

　前著に続き今回も株式会社日本医療企画に出版のお世話をしていただいた。本書脱稿から短期間で出版できたのは、担当の松村藤樹氏と小野良子氏のご尽力の賜物である。

2015年7月

松山　幸弘

目 次

はじめに …………………………………………………………… iii

特別インタビュー
医療・介護改革で重要な役割を担う事業規模1千億円の社会福祉法人の経営戦略 …… 1
社会福祉法人聖隷福祉事業団 理事長　山本 敏博氏

第1章　近未来の不都合な真実と対応策 ……………………… 17

第1節　高齢者負担増を先送りする限り、社会保障制度は維持できない ……………… 18
世界が模範とする国から、反面教師になった日本 ………………… 18
従属人口割合指数と一般政府債務残高GDP比が急上昇 ………… 19
消費税率引き上げ先送りで、財政再建に黄色信号 ………………… 21
一般政府債務残高が家計金融資産残高を突き抜ける時が近づいている … 22
人口動態のみを反映した場合、医療費のピークは2030年 ……… 27
新技術の医療費増加効果年率1.5％は、人口減少を相殺して余りある … 28
「日本の医療介護費は割安」という根拠が、すでに消滅 …………… 31
医療費のGDP比に理論的最適値など存在しない …………………… 32

第2節　医療改革論争を迷走させている"通説"の誤り ……… 34
「医療の産業化＝営利化」ではない ……………………………… 34
持分あり医療法人は、非営利事業体とは言えない ………………… 34
持分あり医療法人が、実態営利でも問題なし ……………………… 36
持分あり医療法人と同じ仕組みは、株式会社でも可能 …………… 37
医療団体が"非営利"という言葉に固執するのはなぜか …………… 38
医療改革において、株式会社病院解禁は優先度が低い …………… 40
医療提供体制全体の非営利性は、日本より米国の方が高い ……… 41

目次

株式会社病院は、医療イノベーションの牽引役ではない ………… 43
世界一の臨床研究体制でも、医薬品の貿易赤字は巨額になり得る … 46
世界標準の医療実現の目標は、海外患者獲得ではない …………… 48

第3節　今こそ、医療制度全体のガバナンス改革が必要 ……… 50
国民合意を容易にするガバナンスの視点 ………………………… 50
一律強制適用ではなく、一人ひとりに選択権を与える ………… 51
オーストラリアの医療改革に注目 ………………………………… 51

第2章　非営利ホールディング型法人を絵に描いた餅にするな …… 57

第1節　迷走した非営利ホールディング型法人の行方 ……… 58
正しい方向に軌道修正された、医療法人検討会の結論 ………… 58
地域医療連携推進法人制度を巡る10の論点 ……………………… 59
国公立病院改革をターゲットとした場合の法改正の潜在的意義 …… 75

第2節　改革の主役を社会医療法人に ……………………………… 77
社会医療法人を非営利ホールディング型法人に進化させる ……… 77
社会医療法人の2013年度財務データが語ること …………………… 80
「厚生連が社会医療法人化を検討」は誤報道 ……………………… 82

第3節　地域住民の支持で急成長するIHNから学ぶ ……………… 86
米国の代表的IHN、センタラヘルスケアの沿革 …………………… 86
センタラヘルスケアの組織構造とガバナンス …………………… 88
非営利IHNの合併が無償で進むケーススタディ ………………… 91
地域住民の利益を最優先に考え、重複投資を回避 ……………… 95
センタラヘルスケアの収支構造 …………………………………… 96
在宅ケアにおけるIT活用 …………………………………………… 97

第3章 法改正で浮かび上がる社会福祉法人の実像 ……… 99

第1節 社会福祉法人制度の変遷と課題 ……… 100
1951年の社会福祉事業法により誕生 ……… 100
2000年から始まった社会福祉基礎構造改革 ……… 103
「社会福祉法人経営研究会報告書」(2006年) の論点 ……… 104

第2節 業界の非常識にふれて、社会福祉法人の本格的研究を開始 ……… 106
60年間一度も財務データ集計が行われてない！ ……… 106
統計法の壁に阻まれ、医政局も病院経営をする社会福祉法人を特定できない …… 107
東京都福祉保健局のWEBサイトを通じて情報収集が大きく前進 ……… 109
日経新聞「経済教室」欄の投稿に、予想を超える反響が ……… 111
世論に喧嘩を売るに等しい発言を行う業界団体 ……… 113

第3節 厚生労働省の本気度が示された社会福祉法改正のポイント ……… 118
最もインパクトが大きいのは、新設された社会福祉充実計画 ……… 118
財務構造から考える、社会福祉充実計画への対応 ……… 124
財務諸表公開義務化とデータベース構築で、社会福祉法人の実態が明らかに …… 129
社会福祉法には、理事長、理事会の規定がなかった ……… 134
評議員会を必置とし、権限を強化する ……… 136

第4節 改正法律案が積み残した課題 ……… 138
障害者施設の黒字率格差にメスを入れる ……… 138
課税リスクは消えていない ……… 141
児童養護施設卒業者の高等教育費用を、業界全体で拠出せよ ……… 142
社会福祉法人を非営利親会社とし、グループ求心力を高める規制緩和を …… 146

目 次

第4章 医療介護福祉改革で都道府県の地域間競争が始まる 151

第1節 知事が医療介護福祉制度運営の成否を左右する 152
ついに動き始めた、地域医療構想 152
「新公立病院改革ガイドライン」でも、都道府県の役割・責任を強化 ... 156
高知県の医療介護費のGDP比は18％超 158
「協会けんぽ」の都道府県間隠れ補助金が消える 161

第2節 データヘルスの成功条件は、財源と医療機関の連結 163
データヘルスとPopulation Health 163
米国のPopulation Health成功事例 166
日本のデータヘルス成功への示唆 171

第3節 日本の医療ICT政策の欠陥と打開策 176
システム投資が目的化し、利用者視点が抜けている 176
EMRでPHRを上回る利便性を提供できる 177
小規模実証事業を繰り返しても徒労に終わる 179
重要なのは、クラウド型か従来型かの選択よりも経営判断 180

第4節 日本版IHN創造の要諦 184
大学から附属病院を分離し、国公立病院と経営統合させる 184
"日本のピッツバーグ"を目指すための6つの条件 185
社会医療法人、国公立病院、公的病院がホールディング化する経営形態 ... 192

装丁:ノトヤ イサム(株式会社日本医療企画)
本文デザイン・DTP:株式会社明昌堂
特別インタビュー執筆協力:野澤 正毅

特別インタビュー

社会福祉法人聖隷福祉事業団 理事長
山本 敏博氏

医療・介護改革で重要な役割を担う事業規模1千億円の社会福祉法人の経営戦略

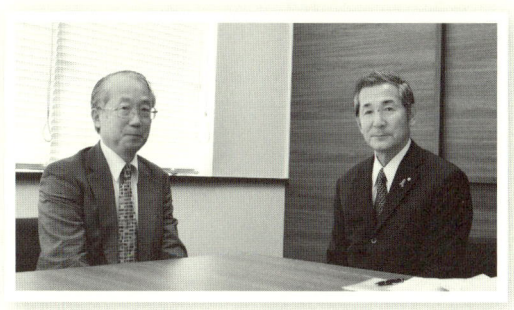

特別インタビュー

社会福祉法人聖隷福祉事業団 理事長　**山本 敏博**氏

医療・介護改革で重要な役割を担う
事業規模1千億円の社会福祉法人の経営戦略

　社会福祉法人聖隷福祉事業団は、2015年で創立85年を迎えた。「キリスト教精神に基づく隣人愛」を基本理念に利用者ニーズを追求し続け、保健・医療・介護・福祉サービス総合事業体として、全国に約140施設を展開するまでに成長した。

　地域の医療・介護の中核として、地域包括ケアシステムでも大きな役割を果たすことになるであろう聖隷福祉事業団は、非営利ホールディングカンパニーのモデルとしても期待されている。

　2000年に理事長に就任し、経営に辣腕を振るう山本敏博理事長にお話しをうかがった。

（聞き手：松山 幸弘）

聖隷福祉事業団は
非営利ホールディングカンパニーの先駆例

松山　聖隷福祉事業団の皆さまには日頃から私の研究活動でご指導いただき感謝申し上げます。また、本日は山本理事長自らインタビューにご協力くださり、誠にありがとうございます。

　私は、安倍政権の「日本再興戦略」改訂2014に盛り込まれた非営利ホールディングカンパニー創設を政策提言するに当たり、貴事業団を先駆例として考察してきました。そこでまず、聖隷福祉事業団の概要を教えてください。

山本理事長　私たちは、医療、介護、児童福祉、障害者福祉など、

社会福祉に関わる事業を幅広く手がけています。病院は聖隷三方原病院、聖隷浜松病院、聖隷横浜病院など7施設、特別養護老人ホームは18施設、保育園は12施設等を運営し、1都8県で140施設を展開しています。常勤職員は8,000名以上、非常勤職員を合わせると職員数は1万3,000名以上に達します。2014年度の事業収益は1,000億円を超えました。

松山 医療介護福祉事業体で事業規模が1,000億円というのは非常に重要だと思います。なぜなら、米国やオーストラリアの例を見ても、地域包括ケアに必要な投資財源、人材を自力で確保し健全経営を続けるには、事業規模が1,000億円を超えることが必要条件になっているように思われるからです。社会保障審議会福祉部会で、「社会福祉法人の多くは事業規模が小さく、本部機能も弱い」という指摘があったのですが、聖隷福祉事業団は社会福祉法人の中で別格だと思います。

　法人本部を設置されていますが、この組織はどのようになっていますか。

山本理事長 総務部、人事部、財務部の他、職員教育を推進する人材開発部、法人内すべてのシステムを管理する情報システム部を置いています。また、法人全体の事業計画をまとめる総合企画室や、内部監査を統括する監査室もあります。

　昔の法人本部は、本当に小さなものでした。なぜなら、病院の組織が大きく、そこの事務局が大体を取り仕切っていたからです。初めて大卒の事務職の新

社会福祉法人聖隷福祉事業団DATA

所在地：静岡県浜松市中区
　　　　住吉2丁目12番12号（法人登記）
創　立：1930（昭和5）年5月

■**事業内容**
・医療事業（病院・診療所・ホスピスなど）
・保健事業（健康増進・健康診断・人間ドック・疾病予防・労働環境測定など）
・福祉事業（特別養護老人ホーム・身体障がい者支援施設・救護施設・無料または低額診療・保育事業・有料老人ホーム事業など）
・介護サービス事業（介護老人保健施設・通所事業・訪問看護ステーション・在宅訪問事業など）

■**事業規模**
・施設・事業数　140施設・287事業
　　　　　　　　（2015.6月　現在）
・職員数　　　　1万3,427名（2015.4月現在）
・事業収益　　　1,047億円（2014年度）

人を採用したのも、病院の事務局でした。1980年代以降、組織が大きくなりメインバンクが決まってくると、事業計画を立てなければならない、スタッフも集めなければならない——というように本部の仕事が増えてきたので、組織を充実させる必要がありました。

松山 大企業のように、執行役員制度もありますね。社会福祉法人としては珍しいと思いますが、いつ頃導入されたのですか。

山本理事長 執行役員制度を導入したのは2002年です。銀行にも相談して、一般企業のやり方を見習いました。

聖隷福祉事業団の評議員や理事には社会福祉の仕事に携わっていない外部の方が多かったのですが、組織が大きくなるにつれ、法人内部の理事たちも自分の担当外のことがよくわからなくなってきました。これでは経営の意思決定に差し障る。そこで、各事業の現場リーダーたちを執行役員として経営に参画させ、コンセンサスを得やすい体制にしたのです。それにより、組織の風通しもよくなりました。

松山 それらの評議員会、理事会、執行役員会でつくるガバナンス体制がどのようになっているか教えてください。

山本理事長 理事は15名から13名に減らしました。執行役員は28名で、毎月1回の理事会、2週間に1回の執行役員会で、事業計画などさまざまな議案を審議しています。

理事会、評議員会、執行役員会の役割は議題の予算規模で分けることが多く、500万円以上1億円未満の事業計画は執行役員会で決めてよいが、1億円以上の事業計画は理事会にかけるようにしています。さらに、重要事案は理事会決裁前に、評議員会にも諮るという流れです（図表）。

松山 今回の社会福祉法改正には、評議員会の権限強化といったガバナンス改革が盛り込まれています。この改正に対応して、貴事業団ではガバナンス体制をどのように変えるご予定ですか。

山本理事長 現在、評議員は27名ですが、うち10名は理事が兼務

図表　聖隷福祉事業団のガバナンス体制

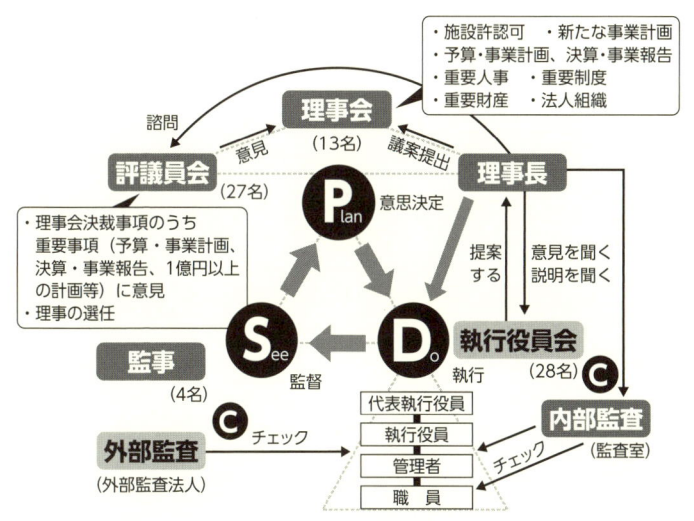

しています。法改正が評議員会と理事会を分離する方向なので、これからどうするか思案しているところです。評議員の人選が一番の課題ですね。実務にタッチしていない法人外部の評議員ばかりで経営の意思決定ができるのか、個人的には疑問を持っています。親しい関係にある商工会議所のメンバーに評議員になってもらえばうまくいくかもしれませんが、果たしてそれでよいのでしょうか——。それに、法人外部の方が増えると日程調整が難しくなるので、評議員会が成立しないリスクも高まります。そこで、かつて聖隷福祉事業団の役員を務めたOBなどに評議員を引き受けてもらうことも候補として考えています。

松山　それは、現実的で有効な選択肢だと思います。例えば、米国のペンシルバニア州ピッツバーグ周辺に形成されたUPMCと呼ばれる大規模ヘルスケア事業体では、24名の理事のうち8名がOBで占

められています。その人たちは、経営内容を熟知しており、ケアサービス利用者としての観点も加えて、経営陣に的確な意見を言うことができます。

山本理事長 なるほど、検討してみる価値はありそうですね。

現場が要望する仕組みへと制度を変える規制改革が急務

松山 聖隷福祉事業団は、本体以外の社会福祉法人や医療法人、大学を運営している学校法人などとグループを形成していますが、その経緯について教えてください。

山本理事長 グループ法人として、例えばニッセイ聖隷健康福祉財団は、私たちの経営理念に共鳴してくれた日本生命保険との合弁事業です。介護福祉士育成のための奨学事業などに取り組んでいます。

　本体以外の社会福祉法人や医療法人は、キリスト教団体の関係などでルーツを同じくする法人が多いです。また、ルーツが異なっても理念を共有できる法人の経営支援をしたことによって、聖隷グループとして一体的に活動している法人もあります。少子高齢化で地域格差が広がる中、セーフティーネットを充実させるためには、医療福祉のグループ経営が効果的であると考えています。

松山 聖隷福祉事業団がグループ法人を運営する上で、現在の法規制がネックになる問題点はありますか。貴事業団が非営利ホールディングカンパニー機能を発揮するために必要な規制改革テーマがあれば教えてください。

山本理事長 私たちが一番困っているのは、グループ法人の資金調達や融通の問題です。例えば、グループ法人が金融機関から借入する際、社会福祉法人である聖隷福祉事業団は、債務保証をしてはいけないことになっています。これは、「公益法人が所有する病院や老人ホームを、グループ法人の借金の担保にするのはけしからん」という発想なのだと思いますが、実態に合っていないように感じま

す。きちんと経営をしているなら、債務保証をしても問題はないはずです。債務保証を認めるための基準を設けてほしいと思います。

松山 小さな社会福祉法人ならともかく、聖隷福祉事業団でも同じ扱いにするのは、行き過ぎた規制ですね。

山本理事長 非営利ホールディングカンパニーは、核となる法人が一括して資金を調達し、傘下の法人に配分できるようなシステムにしないと、うまく機能しないと思います。

　また、社会福祉法人は外部法人による支配が制限されているため、実質的には同じグループである場合でも、親会社機能を持つ社会福祉法人から最大3名までしか役員を送り込むことができません。これによって、本体が経営のイニシアチブを執ることが難しい状況です。安定的でスピード感を持ったグループ経営をしていくためには、このような規制を何とか緩和してもらいたいですね。

松山 米国で医療介護福祉分野のセーフティネットとして中心的役割を果たしている非営利ホールディングカンパニーは、非営利親会社と非営利子会社の間の求心力を、そこで働く人々の信頼関係で築いています。非営利親会社と非営利子会社は出資関係で結び付いているのではなく、地域住民全体の利益を判断基準にする価値観、使命感で結び付いているのです。そして、非営利ホールディングカン

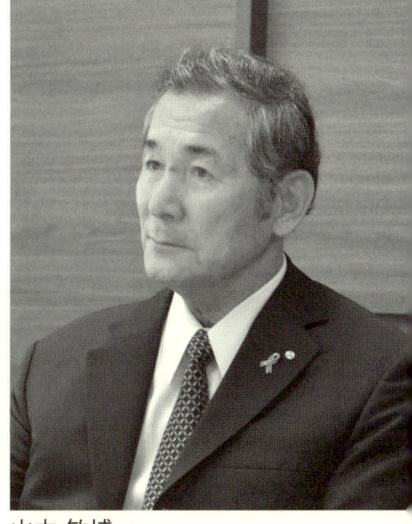

山本 敏博 氏
社会福祉法人聖隷福祉事業団 理事長
1945年生まれ。静岡薬科大学（現・静岡県立大学）卒業。1968年、聖隷保養園（現・聖隷福祉事業団）に薬剤師として入職。聖隷浜松病院薬剤部、資材課長、事務長を経て、2000年9月より現職。公職として、静岡県社会福祉施設経営者協議会会長、浜松商工会議所副会頭など。

パニーの利益はすべて地域社会に還元されており、利益が特定個人に帰属することはあり得ない仕組みになっています。ですから、米国の非営利ホールディングカンパニーには役員派遣規制はありません。私は、聖隷福祉事業団のように米国の非営利ホールディングカンパニーと同レベルで非営利性、公益性が徹底できている事業体には役員派遣規制を適用除外すべきだと思います。

山本理事長 そう言っていただけると、心強い限りです。

経営の量的拡大でなく、質的向上を目指す

松山 今回の医療法改正の目玉として、地域医療連携推進法人制度創設があります。これをどのように評価なさっておられますか。

山本理事長 グループ経営の方法としての選択肢が増えたことは歓迎します。ただし、これまでライバル関係にあった医療法人が寄り集まることを想定しているわけですから、地域医療連携推進法人制度がうまくいくかは疑問ですよね。

松山 私の知る限りでは、厚生労働省はその点を理解していると思います。医療提供体制改革で目指すべきは、医療法人のグループ化ではなく、税金で重複投資を繰り返している国公立病院、国立大学附属病院の地域統合です。「日本再興戦略」改訂2014に、医療法人や社会福祉法人による非営利ホールディングカンパニー構築が盛り込まれたために、法改正の内容が間違った方向に行ってしまいました。しかし、2015年3月に厚生労働省と総務省は法人格のない公立病院も地域医療連携推進法人に参加できるようにすることで合意しました。また、2015年6月には文部科学省が国立大学から附属病院を分離することにゴーサインを出す模様です。

これは、地域医療連携推進法人のメインターゲットが医療法人ではなく大学附属病院、国公立病院、その他公的病院になることを意味します。代表的民間病院を運営する聖隷福祉事業団として、この

動きにどのように対応するお考えですか。

山本理事長 社会福祉法人ですから、他の医療機関を取り込んで、どんどん経営を拡大していこうなんていう戦略は考えていません。静岡県浜松市を中心に、地域に根を張って質の高い医療福祉サービスを提供していくことで、着実に成長することを主眼に考えています。

松山 そのような堅実な考え方が重要だと思います。一方、国は医療基金と介護基金の規模を今後急速に大きくしていき、基金配分を通じて各地の医療介護提供体制に対するコントロール力を強化することを考えているようです。

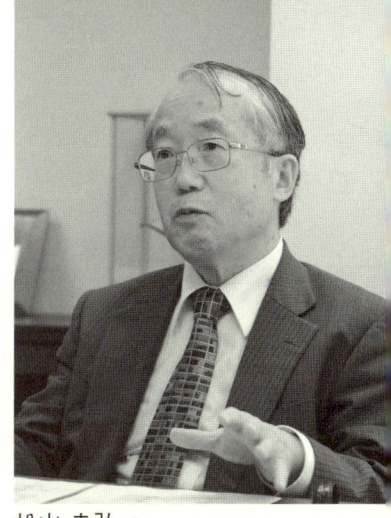

松山 幸弘 氏

静岡県が国から基金を獲ってくる場合、聖隷福祉事業団の存在、その事業戦略が大きな影響を与えるように思われます。なぜなら、静岡県が地域医療構想を作成し、財源と提供体制の最適化を図る上で不可欠なインフラとなるのは、データ蓄積とその活用ノウハウです。聖隷福祉事業団は、静岡県の中に大きな臨床現場を持っているわけですから、データ蓄積とその活用方法開発で県に貢献できるはずです。そうなれば、貴事業団が県内の地域包括ケアのベンチマークになるので、基金の優先配分を受けることが可能になると思います。

山本理事長 現在、静岡県の地域医療審議会の委員を務めていますが、地域医療構想が実際にどのような運営になるのか様子見というところです。

県立病院などの公立病院は、これからどうなっていくのでしょうか。

松山 時間がかかるかもしれませんが、今後、地域単位で国公立病院の統廃合が進むと思われます。その時にモデルとなるような仕組みを、聖隷福祉事業団がつくってみせることが重要だと思います。

山本理事長 公立病院の設置者である市町村長も、建前では「公立病院を維持する」と言っていますが、経営状況は厳しいところが多いようです。公立病院の地域統合を行うと同時に、医療へのアクセスを確保するような仕組みを国が示し政策誘導してくれれば、それに乗る市町村も出てくると思われます。

松山 私はそのような動きが出てくれば、公立病院だけでなく、国立病院や労災病院などの国立系病院、持分のないその他公的病院、社会医療法人なども参加する「同一医療圏内経営統合」に発展する可能性があると期待しています。

　実際、ある社会医療法人の経営者から、近隣の国立病院との経営統合の進め方について相談を受けています。また、3つ以上の社会医療法人、その他公的病院が非営利ホールディングカンパニーを設置するアイデアも聞いています。このような動きは聖隷福祉事業団にとって成長の種のように思われます。

山本理事長 聖隷福祉事業団は、これまで3つの国立病院の経営を引き受けましたが、14年間で100億円以上の持ち出しになっています。支えになったのは、「地域に貢献したい」という聖隷福祉事業団の経営理念、福祉の精神です。法人全体の剰余金で何とか持ち出し分を吸収しました。よい意味でのリストラ、人員の若返りなどができたので職員も納得したのですが、これ以上引き受けるのは、難しいかもしれません。聖隷福祉事業団は、経営の量的拡大ではなく、質的向上を目指していかなければ——と考えていますので。

松山 なるほど、経営譲渡を引き受ける場合の負担が重いということですね。それでは、「指定管理者」（施設の運営・管理を委託される事業者）というスキームをどのように評価しておられますか。

山本理事長 完全な経営譲渡より指定管理者のスキームの方が取り

組みやすいと思います。自治体から「指定管理者になってほしい」というオファーも多くあります。

　実際、浜松市から委託されて、2008年に浜松市リハビリテーション病院の指定管理者になりました。聖隷福祉事業団が指定管理者になったところ、患者さんがものすごく増え、市からも「財政からの赤字補てんが大幅に減った」と喜ばれました。病院は市の施設なので、市の負担で建て替えを行うことができ、設備投資をしなくてすんだので助かりました。今後、こうしたWin-Winの関係は増えていくのではないでしょうか。

医療専門人材確保に必要な臨床研究機能強化とその財源確保策

松山　これからは、医療機関の経営の優勝劣敗がますますはっきりしてくると思います。その中で、聖隷福祉事業団のように、地域包括ケアで求められるサービスのほとんどを品揃えし、優れた経営ノウハウがある事業体に経営資源が集まるようになると予想されます。

山本理事長　そうなると、ありがたいですね。医療・福祉の世界では現在、人手不足に悩んでいますが、私たちも例外ではありません。病院を新しく引き受けるには、新しいスタッフが必要です。24時間体制の救急を備えるなら、それだけの専門人材をどうやって集めるのか。

　聖隷福祉事業団では、医科大学に協同で講座を設け、医師の博士号取得をサポートするなど、若手スタッフを集める手をいろいろ打ってはいますが、それでもまだ足りません。どうすればよいのでしょうか。

松山　例えば、聖隷福祉事業団で、大学病院に負けない臨床研究環境を整えることが有効だと思います。医師たちは給与水準だけで勤務先病院を選ぶわけではありません。優秀な医師には希望するだけ

学会参加を認める、海外医療機関での研修機会も与える、貴事業団が得意とする臨床分野の研究所を設置する――などを積み重ねていけば、医師獲得で競争優位に立てると思います。

ちなみに、米国バージニア州のセンタラヘルスケアは、心血管研究所、脳神経研究所、がん研究所を持っています。このうち、がん研究所はバージニア州内のがん専門医グループとの共同設立で、がん研究機能が世界レベルである認定を受けています。心血管医療のベンチマーキングでメイヨークリニックやクリーブランドクリニックと同格であることも自ら確認しています。センタラヘルスケアの臨床事業規模は2014年12月期実績で47億ドル（1ドル＝120円換算で5,640億円）ですから、その臨床研究機能はわが国の国立がん研究センター、国立循環器病研究センター、国立精神・神経医療研究センターを合わせたものより優れていると言っても過言ではないのです。

山本理事長　面白いアイデアですね。ただ、その資金をどうやって捻出するかが問題になると思います。現行の診療報酬・介護報酬では、賄うのが難しいでしょう。

松山　ご指摘のとおり、研究機能を高めるためにも財源が必要です。財源確保のためには、まず聖隷福祉事業団の事業ポートフォリオを常に見直し収益力を高める努力が必要です。それと同時に、先ほど話題になった基金の獲得です。基金獲得で競争優位に立つには、国や県に対して医療政策に役立つ情報やノウハウを提供する能力を高めることが重要です。大学の医学部、附属病院は専門医療に傾斜しており、その研究機能は医療政策を念頭に置いていません。一方、聖隷福祉事業団の事業ポートフォリオは政策目的である地域包括ケアに近い状態にあります。聖隷福祉事業団の事業規模1,000億円は大学附属病院を圧倒しているわけですから、工夫次第で大学に負けない臨床研究機能を構築することは可能だと思います。

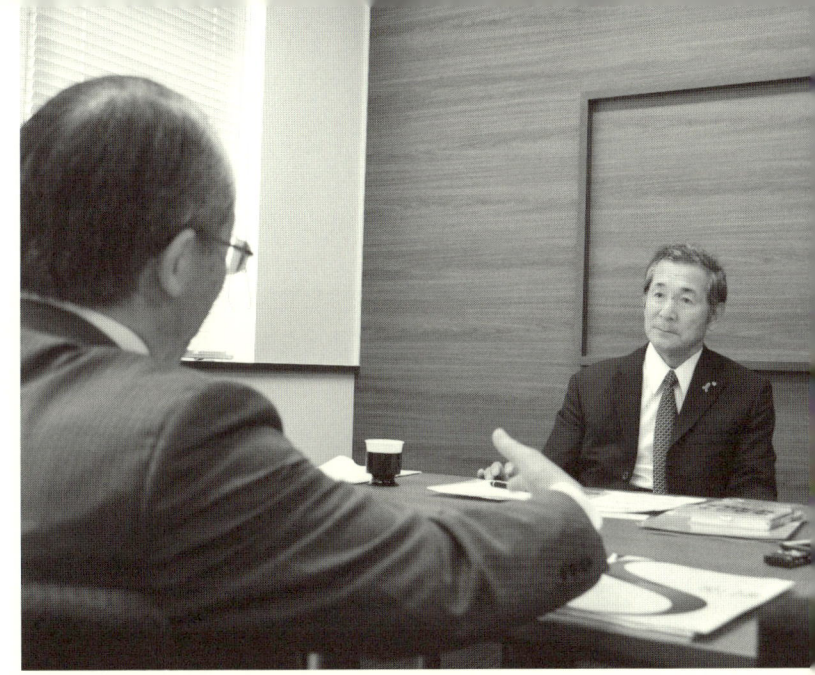

地域ニーズに合った適正な機能分化が、健全経営につながる

山本理事長 厚生労働省は病院の機能分化を進めようとしていますが、示されているやり方では、実情に合わない部分もあると感じています。

松山 同感です。米国の例ですと、大規模医療介護事業体である非営利ホールディングカンパニーがケアサービス提供と保険部門を持ち、地域包括ケアにおける地域住民のニーズの変化に合わせて各施設の機能分担と財源配分を自らの経営判断で調整できる仕組みになっています。国や州政府の政策は、そのような現場の動きを後追いするという面が強いと思います。

　私は、保険者を都道府県単位に集約し、大学附属病院、国公立病院、その他公的病院の地域統合を促す方向に医療政策が舵を切った

ということは、米国の非営利ホールディングカンパニーと同じような仕組みを都道府県単位でつくることにつながると解釈しています。大学附属病院、国公立病院、その他公的病院を核にした大規模医療介護事業体と、都道府県単位の保険者が連結経営すれば、米国の非営利ホールディングカンパニーに近い状態になるからです。この場合、病院の機能分化は大規模医療介護事業体の中で経営判断に基づき自主的に絶えず行われるようになるはずです。繰り返しになりますが、聖隷福祉事業団は、このような役割を担う大規模医療事業体にすでに近い状態にあるのです。

山本理事長　聖隷福祉事業団の事業は地域をカバーしているので、エリア内での機能分化を自主的に行っています。同じ地域に急性期病院ばかりあっても仕方がない。回復期病院へのニーズもあるわけですよね。

　自治体からの依頼で指定管理者となった浜松市リハビリテーション病院の場合、エリア内に聖隷福祉事業団の急性期病院があったため、回復期医療の中核病院へと機能を集中した結果、経営が軌道に乗りました。エリア内での機能分化がうまくいった例だと自負しています。

人件費率を一定に保つための成長は、ニーズ開拓と指定管理者制度活用で

松山　2014年度に診療報酬改定、2015年度に介護報酬改定がありました。とりわけ社会福祉法人は、介護報酬のマイナス改定に大きな影響を受けていると思われます。そこで、聖隷福祉事業団は診療報酬改定と介護報酬改定をどのように評価しているのか、また、その対応策について教えてください。

山本理事長　今回の介護報酬改定では、特別養護老人ホームがかなりのダメージを受けました。ただし、加算要件をクリアできるメド

は付きそうですし、収益構造の改善にも取り組んでいるので、収益については当面プラスを維持できると考えています。それに、聖隷福祉事業団は社会福祉の総合事業体ですから、医療など他部門からのシフトもできるので、何とか賄えています。

しかし、改定がこのまま同じベクトルで進んでいくとしたら、介護事業の先行きが不安ですね。介護業界は、ただでさえ人手不足にあえいでいるのに、今回のマイナス改定で「介護職の待遇が悪くなる」と、ますます人が離れています。私たちも、新人の介護スタッフの確保には四苦八苦しています。

松山 最後になりますが、聖隷福祉事業団の将来ビジョンについて、教えてください。

山本理事長 聖隷福祉事業団は、量的拡大を志向しているわけではないとご説明しましたが、実際のところ、ある程度は事業規模を追求しています。なぜなら、人件費率をなるべく一定に保つ必要があるからです。社会福祉事業は人件費率が高いコスト構造になっており、当事業団全体の人件費率は現在58％です。この人件費率をアップさせないためには、職員の平均年齢（現在は約36歳）が上昇しないようにしないといけない。そのためには、サービスの量を増やすか、サービス単価を高めるかして、年間3～4％ずつ事業収入を伸ばしていく必要があると計算しています。

松山 ただし、M&A（合併・買収）の手法では事業拡大はしない、というお考えなのですね。

山本理事長 そうです。まずは質を向上させていくことが一番です。社会福祉法人は先進的であるべきなので、地域のニーズをとらえた新規事業は事業拡大の選択肢になると思います。ソーシャルサービスに対するニーズはどんどん高まっているので、開拓しようとすれば市場はいくらでもあるわけです。介護では、医療と連携した質の高いサービスを提供することで、聖隷福祉事業団ならではの差別化を図ることも考えています。今後は認知症対策やリビングウィル、

ターミナルケアといった社会的ニーズの高い分野にも力を入れていきたいですね。

松山 センタラヘルスケアも成長戦略としてM&Aではなく現在サービス提供している地域住民のニーズを深掘りすることを第一にしています。そして、M&Aで資金を使うより、経営能力評価を高めて指定管理者もしくは合併の申し出を待つという姿勢です。指定管理者または合併であれば、無償で追加経営資源を獲得できるからです。先ほども少しお話ししていただきましたが、公立病院を委託したいというオファーは多いわけですよね。

山本理事長 お引き受けする可能性はあるでしょうね。ただし、私たちは病院だけ、老人ホームだけというのではなく、総合的な医療福祉サービスを各地域で提供していきたいと考えています。

　それぞれの地域で核となる施設は、人材や資金をプールしやすい病院になるでしょう。浜松市以外の地域で事業を手がける機会が増えそうなので、関東や関西ではエリア別に事業を管理することも考えています。

松山 現在、聖隷福祉事業団は、各病院や保健事業部、高齢者公益事業部など9つの事業部制をとっておられますが、組織を再編するということですか。

山本理事長 とにかく、地域の皆さんに貢献していくことが大切です。そのために組織を変えることが最善なのであれば、変えていきます。

松山 聖隷福祉事業団の事業運営の全体像がよくわかり、とても参考になりました。本日は、どうもありがとうございました。

第1章

近未来の不都合な真実と対応策

第1節
高齢者負担増を先送りする限り、社会保障制度は維持できない

世界が模範とする国から、反面教師になった日本

　Japanizationという英語が使われて世界からの注目が日本に再び集まっている。Japanizationを直訳すると「日本化」、「日本のようになる」であるが、そこには「良い日本化」と「悪い日本化」という２通りの解釈がある。

　筆者は、1980年から1982年の３年間、生命保険会社のニューヨーク駐在員として北米金融市場における株式・債券投資を担当していた。当時の日本経済は、1973年の第一次石油ショックを契機に高度成長期から安定成長期へと経済成長率が低下したものの、1978年の第二次石油ショックをも乗り切り、世界から羨望の眼で見られる存在であった。つまり、世界中の国々が「日本のようになりたい」と願ったのである。その背景には、米国の社会学者エズラ・ヴォーゲルが1979年に出版した『ジャパン・アズ・ナンバーワン』（原題：Japan as Number One：Lessons for America）がベストセラーになっていたという事情もある。

　しかし、2011年７月、英国の経済専門誌「The Economist」が「Turning Japanese（日本みたいになったら大変だ）」と題する特集記事を米国オバマ大統領と独国メルケル首相の似顔絵付きで掲載した。これは1991年にバブル経済が崩壊して以降、20年間も日本経済が物価低下を伴う低成長にあえいでいる状態を問題視したものである。

　そして、筆者は2014年９月、ベルギーの首都ブリュッセルにあ

るEUでトップ評価の民間政策研究所ブリューゲルに招待され、少子高齢化が社会保障制度、財政、経済全体に与える影響と対策について議論する機会を得た。その時のキーワードがJapanizationであり、その意味は当然のことながら「悪い日本化」であった。EU諸国の政策研究者の関心事は、①抜本改革を先送りし続けている日本の経済と国民生活のセーフティネットがどのようにメルトダウンしていくのか、②高失業率が続きデフレ経済の兆候が見えてきたEU諸国が日本病にならないための処方箋は何か――という２点に集約された。

従属人口割合指数と一般政府債務残高GDP比が急上昇

図表1-1は、筆者がブリューゲルの会議で最初に示したデータ、

図表1-1　従属人口割合指数の国際比較

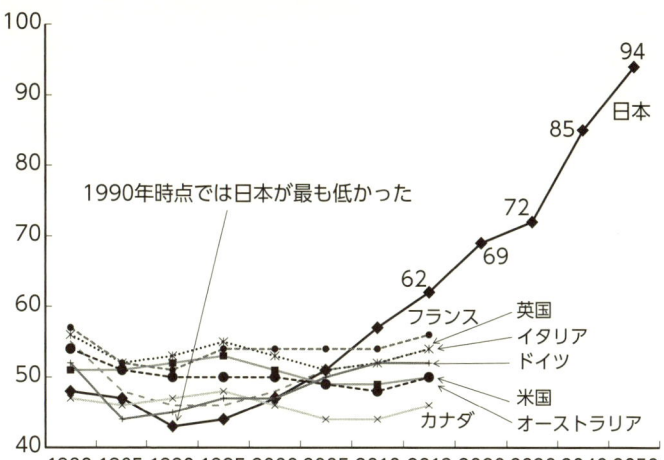

出所：世界銀行データベース、国立社会保障・人口問題研究所「将来推計人口（平成24年１月）」より筆者作成

従属人口割合指数の国際比較である。同指数は、分子を14歳以下人口と65歳人口の合計とし、分母に彼らの生活を支える15歳から64歳の人口とすることで算出される。各国の過去データは世界銀行データベースで見ることができる。**図表1-1**のとおり、バブル経済崩壊直前の1990年時点では先進諸国の中で日本が一番低く、最も好条件にあった。しかし、その後の「失われた20年」の間に日本の指数だけが急上昇、2013年時点で節目の60を突き抜け62となっている。問題はその後である。日本の同指数が将来どうなるかは、国立社会保障・人口問題研究所が作成した「将来推計人口（平成24年1月）」によりほぼ100％の確率で予測できる。日本の従属人口割合指数は、2050年に94と100に近づくのである。これは、勤労者一人で子供・老人一人を養わなければならない社会になるということである。したがって、現在の年金制度や医療・介護制度のように負担・給付のバランスが高齢者に有利な仕組みは維持できるはずがない。ブリューゲルの会議に参加した政策研究者たちは、この日本の将来の姿を熟知していた。にもかかわらず、**図表1-1**を改めて見た時、彼らからはどよめきが起きた。

　図表1-2は、一般政府債務残高（国と地方政府の借金合計額）が名目GDPに占める割合の国際比較である。これは新聞等にしばしば登場しているデータなので、ご存知の方も多いと思われる。予測値についてはIMF（国際通貨基金）が毎年4月頃に改定値を発表している。ここでも日本はバブル経済崩壊直前の1990年時点では健全な状態にあり、他の先進諸国と比べても遜色なかった。しかし、「失われた20年」の期間、国民の痛みを伴う社会保障制度改革を先送りし、国債発行に依存した赤字財政を続けてきた結果、2011年時点で同割合が230％に達した。ちょうどその頃、経済破綻したギリシアの値が171％であったことを見れば、日本が異常事態にあることは誰の目にも明らかである。

図表1-2　一般政府債務残高の名目GDPに対する割合

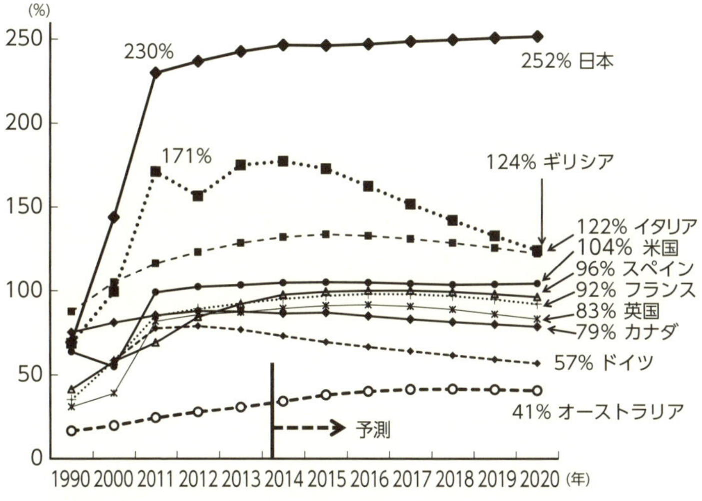
(%)
250
200
150
100
50
0
230%
252% 日本
171%
124% ギリシア
122% イタリア
104% 米国
96% スペイン
92% フランス
83% 英国
79% カナダ
57% ドイツ
41% オーストラリア
予測
1990 2000 2011 2012 2013 2014 2015 2016 2017 2018 2019 2020 (年)

出所：IMF World Economic Outlook Database, April 2015より筆者作成

消費税率引き上げ先送りで、財政再建に黄色信号

経済学によれば、名目GDPに対する一般政府債務残高の割合を引き下げるための必要条件の一つは、名目GDP成長率が長期金利を上回り続けることである。これは日本経済がデフレから完全に脱却しない限り難しい。

もう一つの必要条件は、消費税率の引き上げである。キヤノングローバル戦略研究所のインターナショナル・リサーチフェローであるR. Anton Braun氏（米国アトランタ連銀調査部）らの研究「The Implication of a Graying Japan for Government Policy（高齢化が進む日本の政策への示唆）」(Federal Reserve Bank of Atlanta, Working Paper Series, November 2014）によれば、わが国が現在の社会保障制度を維持するためには、2019年までに消費税率を

36％に引き上げ、それを永久に維持する必要がある。それを回避するには社会保障給付額を削減しなければならない。その方法として最も効果があるのは、高齢者が医療を受けた際の患者自己負担割合を現役世代と同じ30％に引き上げることである。そうすれば将来における消費税率をデンマークやフィンランドと同じように25％以内に抑えることができる。しかし、これは「社会保障給付額の削減を政治的に実現できたとしても、消費税率をEU諸国並みの20％超まで引き上げる必要がある」ことを意味する。このように、最も楽観的シナリオの場合でも消費税率を20％台に引き上げる必要があることは、専門家の間でコンセンサスとなっているように思われる。

今回、消費税率引き上げをためらったことから、日本政府の財政再建の本気度が国際金融市場で疑われている。2017年4月に消費税率引き上げを行なわなければ政権崩壊を招くため、景気がよくなっていなければ、2020年の東京オリンピックを大義名分に国債発行による大盤振る舞いを行うことが予想される。しかし、それは財政再建の放棄とみなされ、国債価格の暴落、金利上昇の引き金を引くことになりかねない。

一般政府債務残高が家計金融資産残高を突き抜ける時が近づいている

では、なぜギリシアが名目GDPに対する一般政府債務残高の割合171％で経済破綻したのに、230％を超えた日本がこれまで平穏無事でいられたのか。その理由の一つとして、家計金融資産残高が一般政府債務残高より大きいことが挙げられている。言い換えれば、国と地方政府の借金全額を国民全体の貯蓄で吸収できる状態にあり、今までは国債発行に当たり外国資本に依存する必要がなかったのである。

しかし、**図表1-3**のとおり、一般政府債務残高が家計金融資産残高に接近しつつある。一方、わが国の貯蓄率は、1990年度13.9％⇒2000年度6.3％⇒2010年度2.5％と低下を続け、2013年度にはついに▲1.3％とマイナスになった。家計貯蓄率とは、家計の可処分所得に対する貯蓄（可処分所得−最終消費支出）の割合のことである。2013年度に家計貯蓄率がマイナスになった直接的理由は、2014年4月の消費税率引き上げを前にした駆け込み消費にある。しかし、財務省のシンクタンクである財務総合政策研究所が、2010年4月に発表した論文「日本の家計貯蓄率」（小林航主任研究官、大野太郎研究官共著、掲載誌「ファイナンス」）で2013年度に家計貯蓄率がマイナスに転落することを予測していた。この家計貯蓄率低下の最大の構造的要因は、**図表1-1**で示した従属人口割合

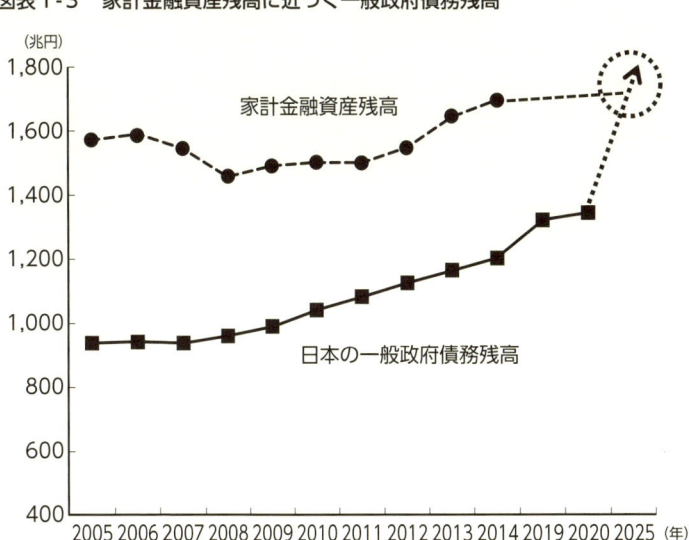

図表1-3　家計金融資産残高に近づく一般政府債務残高

出所：IMF World Economic Outlook Database, April 2015
　　　日本銀行資金循環統計（2014年第4四半期速報）より筆者作成

指数の上昇にある。つまり、貯蓄を取り崩して生活する高齢者が増えているからである。

したがって、国の歳出を抑制しない限り、一般政府債務残高が家計金融資産残高を突き抜ける時が確実にやってくる。問題は、そのような事態が現実となる何年も前のタイミングで日本売り、具体的には海外ファンドからの日本国債売りが始まることである。国債価格暴落＝金利急上昇であり、それは国の予算の中で金利負担が増加し社会保障や他の政策に使える財源が縮小することを意味する。そうなれば、年金給付額、診療報酬、介護報酬は議論の余地なく強制カットに追い込まれる。国民生活セーフティネットの崩壊である。

筆者が生命保険会社を辞めて政策研究者に転じたのは、このセーフティネット崩壊を回避する方法を提言するためである。その契機となったのは、「週刊東洋経済」1998年7月25日号に「公的年金返還で景気浮揚ができる」と題する論文を掲載したことであった。**図表1-4**は、その政策提言の概念図である。①年金制度における給付・負担の世代間格差を是正し年金制度の持続性を高める、②年金から医療介護に財源をシフトさせると同時に国公立病院の地域統合を行うことで医療介護提供体制の生産性向上を図る、③消費税率を5％から10％に引き上げる——という3つの政策目標を同時達成する上で最大のネックとなるのは、消費税率引き上げが景気に与えるマイナスのインパクトである。それを解決するために考案したのが、当時約180兆円あった厚生年金積立金の一部を現役勤労者に返還するという方法であった。

通常であれば誰にも見向きされないであろう生命保険会社の一職員の改革私案であったが、自民党の有力議員から電話があり、参議院選挙敗北の責任をとって総理を辞した直後の橋本龍太郎氏（2006年7月1日逝去）に説明する機会を得た。筆者が橋本氏から言葉に表せないほどの感銘を受けたのは、社会保障制度に関わるデータがすべて頭の中にあり的確な質問をくださったことと、当初30分の

図表1-4　1998年に発表した社会保障制度改革私案

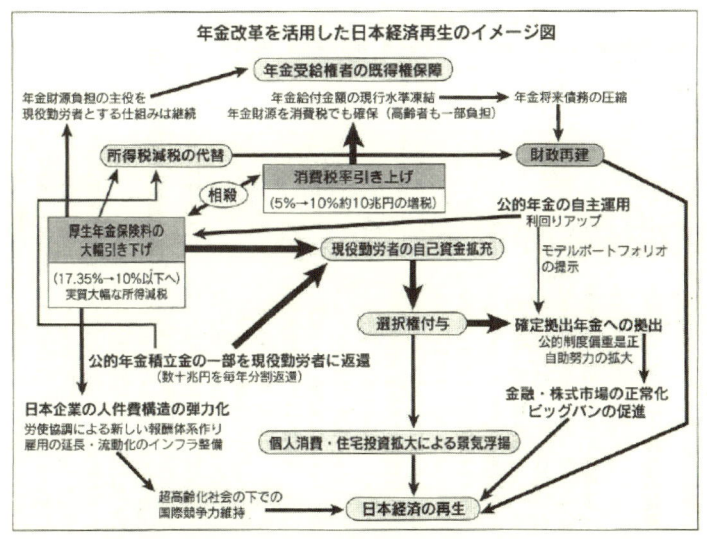

年金改革を活用した日本経済再生のイメージ図

- 年金財源負担の主役を現役勤労者とする仕組みは継続
- 年金受給権者の既得権保障
- 年金給付金額の現行水準凍結
- 年金財源を消費税でも確保（高齢者も一部負担）
- 年金将来債務の圧縮
- 所得税減税の代替
- 消費税率引き上げ（5%→10%約10兆円の増税）
- 相殺
- 財政再建
- 厚生年金保険料の大幅引き下げ（17.35%→10%以下へ）実質大幅な所得減税
- 現役勤労者の自己資金拡充
- 公的年金の自主運用　利回りアップ
- モデルポートフォリオの提示
- 選択権付与
- 確定拠出年金への拠出　公的制度偏重是正　自助努力の拡大
- 公的年金積立金の一部を現役勤労者に返還（数十兆円を毎年分割返還）
- 金融・株式市場の正常化　ビッグバンの促進
- 日本企業の人件費構造の弾力化　労使協調による新しい報酬体系作り　雇用の延長・流動化のインフラ整備
- 個人消費・住宅投資拡大による景気浮揚
- 超高齢化社会の下での国際競争力維持
- 日本経済の再生

出所：「週刊東洋経済」1998年7月25日号掲載論文「公的年金返還で景気浮揚ができる」より転載

予定だった筆者の持ち時間を無視して2時間以上も議論し、最後に「自民党内に検討会を設置する」と即決なさったことである。その時、橋本氏から「実は自分も類似の社会保障制度改革を考えてきたのだ」と言われて頂戴した論文「長寿社会を考えよう」を、筆者は今でも家宝として保存している。

自民党内に検討会が設置されたことで困ったのは厚生省（当時）である。1998年8月に開催された自民党年金制度調査会で、同省が提出した年金改革案が白紙撤回を求められたからである。筆者は、自民党内に検討会が設置されたとしても民間人の改革案などすぐさま立ち消えになると予想していた。筆者の親友の官僚が松山私案の検討を中止させ厚生省案を国会に提出することに奔走していたからである。しかし、9月になり、勤務先の生命保険会社役員から「財

界人朝食会に出たら厚生省首脳が"もし松山私案に反対するのであれば、厚生省自身がその理由を明確に説明しなければならない"と言っていたが、君は何をしたのかね」と知らされて仰天した。その背景を厚生省の知人に尋ねたところ、「少数派ではあるが松山私案を支持する者が厚生省幹部の中にもいる」という回答を得た。それを"褒められた"と勝手に解釈した筆者は、当時ほぼ内定していた外資系証券会社への転職を白紙に戻し、日本経済・社会再生のための政策提言をライフワークとする研究者になることを決意、1999年3月に生命保険会社を辞した。

　そして1999年4月に富士通総研経済研究所に入所し、2002年4月に出版したのが『人口半減：日本経済の活路』（東洋経済新報社）である。この本は、1998年の改革私案の実現可能性を精緻に計算して証明したものである。まず、厚生年金積立金の返却シナリオを計算して、仮に消費税率引き上げが持つ景気へのマイナスインパクトを相殺するために数十兆円を現役勤労者に返したとしても、50年先、60年先まで年金制度は維持されることを書いた。医療・介護の給付・負担のバランスの世代間不公平を検証するために、その判断基準になり得る方法として、各世代の給付・負担一人当たり金額を、人口将来推計、消費税率引き上げ幅、経済成長率など異なる前提条件を反映させる形で計算した。その結果、当時の制度では70〜74歳の年齢層だけが特に負担が少なくなっていることを発見、この年齢層の患者自己負担割合を引き上げるべきと提言したのである。

　この本のもう一つの主張点は教育改革にあった。当時「ゆとり教育」が始まっていたが、「スローガン倒れの日本の教育改革……国民が求めているのは一人ひとりのニーズに応える教育システム……文部科学省が自治体の事務負担が膨大になるという本末転倒な理由で教師の免許更新制度導入を渋るのであれば、生徒や親から常に能力評価にさらされている塾の教師や経営者に教育を委任すべきだろ

う」という具合に「ゆとり教育はすぐに潰れる」という趣旨の提言を書いたところ、インターネット上で教育現場の方々からバッシングを受けた。しかし、ゆとり教育がすぐに廃止されたことはご承知のとおりである。

わが国の教育制度で筆者が特に問題視していたのは、大学が担う高等教育と企業が担う職員生涯教育の面で、日本が諸外国に大きく遅れていることである。人口減少と財政危機を考えれば、各都道府県に国立大学がある現行制度を今後も維持できるとは到底思えない。その意味で現在文部科学省が、①世界最高の教育研究の展開拠点、②全国的な教育研究拠点、③地域活性化の中核拠点――という3分類を示して国立大学改革を打ち出していることは支持できる。

筆者の政策提言は、この2002年に出版した『人口半減：日本経済の活路』の内容を日本経済・社会の実情を反映する形でバージョンアップしているに過ぎない。しかし、その後の13年間、部分的改革は散見されるものの抜本改革を先送りする政治が続いている。そこで、本書のテーマである医療介護福祉改革と関連するデータを概観すると、以下のとおりである。

人口動態のみを反映した場合、医療費のピークは2030年

将来の医療費増減に影響を与える要因のうち大きなものは、人口動態と技術進歩の2つである。図表1-5は、このうち前者の人口の変化だけを反映した場合、日本全体及び各都道府県の医療費が2010年を基準年として実質ベースでどうなるかを示している。

全国平均で見ると、高齢化による医療費増加効果を人口減少による医療費減少効果が上回り医療費が減り始めるのが2030年頃であることがわかる。問題は、都道府県別に見ると大きく事情が異なることである。沖縄、神奈川、東京、愛知は、2040年時点においても医療費が増え続けていると予想される。これに対して、高知、島

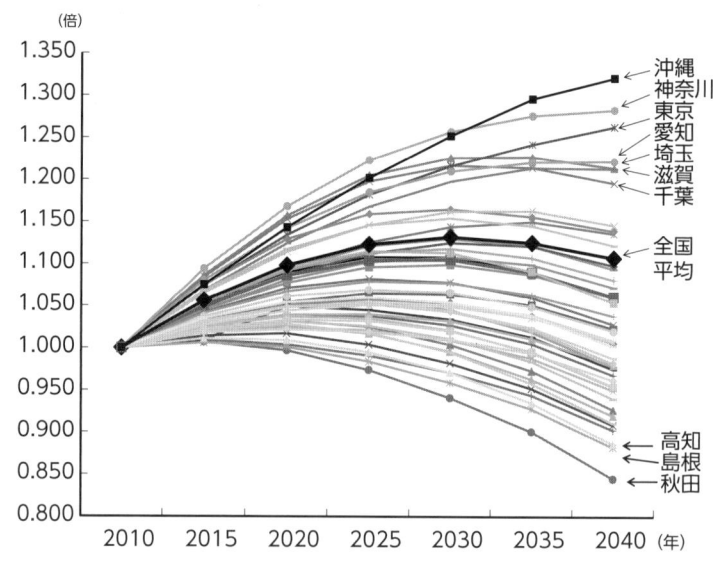

図表1-5　人口変化のみを反映した実質ベース医療費の推移

（倍）

グラフ上から：沖縄、神奈川、東京、愛知、埼玉、滋賀、千葉、全国平均、高知、島根、秋田

（注）人口変化のみ反映し新技術による医療費増加を反映していない
出所：国立社会保障・人口問題研究所「日本の都道府県別将来推計人口（平成25年3月推計）」、厚生労働省「平成22年度国民医療費の概況」

根、秋田は、おそらく数年内に医療費が減少し始める。

　この医療費に対する人口動態の影響を市町村別に見ると、いずれの都道府県においても極端な地域格差が表れる。これは、医療機関がどの地域に立地しているかが経営に大きな影響を与えることを示唆している。

新技術の医療費増加効果年率1.5%は、人口減少を相殺して余りある

　それでは、技術進歩は医療費増加にどの程度のインパクトを持っているのであろうか。一般論として、医療以外の産業では新技術は

図表1-6　国民医療費増減率の要因別内訳
〈1990～2011年の21年間の年平均〉

国民医療費 増加率	増減要因			
	診療報酬改定	人口増	高齢化	その他
3.27%	▲0.06%	0.15%	1.63%	1.50%

（注）四捨五入のため合計は一致しない
出所：厚生労働省の各年度国民医療費の概況

「よりよい財・サービスをより安く」という結果をもたらす。しかし、医療の場合はそうなっていない。これは医療制度全体の効率化を図る上で最大のネックになっている現象であるが、主たる理由として2つのことが挙げられている。第1の理由は、保険給付や公的補助があることで患者側がコストをあまり考えずに医療を過剰消費してしまうというモラルハザードが発生することである。第2の理由は、医療機関側が患者よりも圧倒的に豊富な情報を持っているという情報の非対称性を背景にして、医療機関側が医療を過剰供給することである。

図表1-6は、厚生労働省が毎年発表している国民医療費統計の中で示している国民医療費増減率の要因別内訳を1990～2011年の期間平均したものである。増減要因「その他」には、新技術、賃金上昇、物価上昇などが反映されていると考えられる。一方、同期間におけるサービス業・医療福祉賃金指数の平均上昇率は▲0.45％、消費者物価指数の年平均上昇率は0.21％であった。したがって、同期間における新技術による医療費増加は少なくとも年率1.5％程度あったと推察できる。

一方、2010～2060年の期間における人口の年平均減少率は▲0.65％と推計されている。したがって、新技術による医療費増加効果1.5％の方が人口減少率より大きいわけであるから、人口減少による医療費減少圧力があるとしても国民医療費は増え続けると予想される。

図表1-7　医療費と介護費の実質ベース将来トレンド
〈新技術の影響1.5%を反映、物価上昇反映なし〉

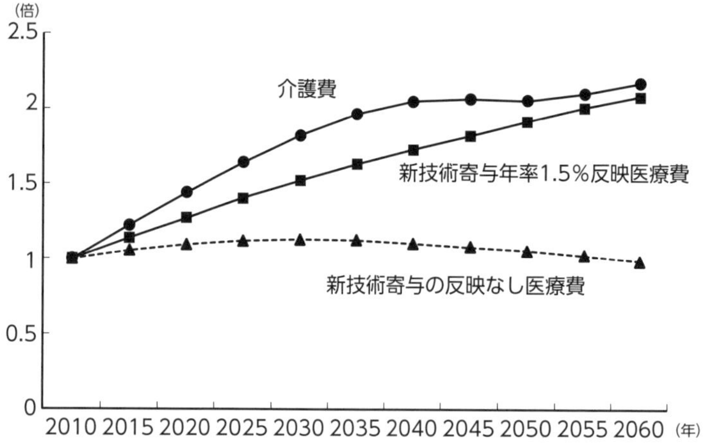

●参考データ
2010～2040年の介護保険受給者数の年平均増減率　2.2%
2010～2060年の人口の年平均増減率　▲0.65%

出所：国立社会保障・人口問題研究所「日本の都道府県別将来推計人口（平成25年3月推計）」、厚生労働省「平成22年度国民医療費の概況」、「介護給付費実態調査結果」等より筆者作成

わが国の社会保障制度財源確保の観点から、医療費増加以上に問題なのは介護費の増加である。とりわけ2010～2040年における介護保険受給者数の年平均増加率は2.2%であり、2040年までの期間、介護費増加率が医療費増加率を大きく上回り続ける（**図表1-7**）。したがって、給付・負担のバランスにおいて高齢者を有利にしている現行制度のままでは、将来の医療介護費増に耐えられないのは明らかである。

「日本の医療介護費は割安」という根拠が、すでに消滅

　このようなわが国における医療介護費増加を考察する上で、諸外国との比較が重要である。そのツールとしてOECD（Organisation for Economic Co-operation and Development：経済協力開発機構）が国際比較のために作成した医療費の定義SHA（A System of Health Accounts：介護費も含む概念）がある。**図表1-8**のとおり、日本のSHAに基づく医療費のGDPに対する割合は、2010年時点でOECD平均を0.1ポイント超え、2012年にはその差が1ポイントに拡大している。

　各国の医療費関連統計が出揃うのにタイムラグがあるため、このデータが明らかになるのは2～3年後である。筆者は、医療費負担をGDP比で論じることが医療界にとってリスクが高いことを、2010年に「あらたにす」に書いた。「あらたにす」とは、当時、日本経済新聞、読売新聞、朝日新聞が共同事業として運営していたインターネット新聞である。これまでわが国の医療界は、医療財源に

図表1-8　主要国の医療費GDP比

(%)

	2008年	2009年	2010年	2011年	2012年
米国	15.3	16.4	16.4	16.3	16.2
オランダ	10.2	11.0	11.2	11.2	11.8
フランス	10.5	11.2	11.1	11.1	11.2
ドイツ	10.3	11.3	11.2	10.9	10.9
日本	8.5	9.4	9.5	10.0	10.3
OECD平均	8.8	9.6	9.4	9.2	9.3
スペイン	8.6	9.3	9.4	9.3	9.2
スウェーデン	8.8	9.5	9.0	9.0	9.1
オーストラリア	8.3	8.6	8.5	8.6	9.1
英国	8.2	9.2	8.9	8.9	8.9
イタリア	8.6	8.9	8.9	8.8	8.7

出所：OECD Health Statistics 2014等より筆者作成

公費をもっと投入すべきとする理屈として、SHAに基づく医療費のGDP比が先進諸国の中で英国並みに低いことを主張してきた。しかし、この割合の分母であるGDPの成長率が低迷する一方で、医療費（とりわけそれに含まれる介護費）は増加し続けていた。そこで筆者は、遅くとも2012年までにわが国の値がOECD平均を大きく上回ってしまうと予想したのである。結果は、2012年時点で英国を1.4ポイントも上回り、ドイツに肉薄する勢いである。

医療費のGDP比に理論的最適値など存在しない

　そうであれば、医療介護への公費投入を主張するための別の理屈を考える必要がある。そのヒントは、世界で突出して医療を消費している米国から見出せる。米国の場合、2012年において医療費がGDPに占める割合は、米国の医療費定義で17.4％、SHA定義で16.2％である。しかし、それでも米国では医療費増加が経済成長にマイナスの影響を与えるという議論がほとんど出ていない。それはなぜか。そもそも医療費は、学者が計量経済学でどんなに分析しても、GDPに占める割合が何％でなければならないという理論的最適値など存在しない。なぜなら、この割合は国民がその時の人口構成とか疾病構造、経済事情に応じて医療を使いたいと思った結果に過ぎないからである。大切なことは、技術進歩と共に増え続ける一人当たり医療費を賄う財源確保の仕組みをつくることができるかどうかなのである。

　図表1-9は、米国企業における2000年3月から2014年9月の約15年間の人件費の増加要因を表している。1時間当たり人件費が19ドル85セントから30ドル32セントに増加したが、増加要因に占める医療費の割合は13.2％に過ぎない。したがって、日本の新聞等で医療費増加が米国企業の国際競争力低下を招いているという記事が時々掲載されることがあるが、それは事実誤認である。2009

図表1-9 米国企業の1時間当たり人件費の増加要因

(ドル)

	2000年3月 ①	2014年9月 ②	増加額 ②-①	増加額構成比
1時間当たり人件費	19.85	30.32	10.47	100.0%
現金支給額	14.49	21.18	6.69	63.9%
企業福祉給付コスト	5.36	9.14	3.78	36.1%
医療費	1.33	2.71	1.38	13.2%
団体医療保険	1.09	2.36	1.27	12.1%
メディケア・パートA	0.24	0.35	0.11	1.1%
年金等貯蓄	1.56	2.65	1.09	10.4%
その他	2.47	3.78	1.31	12.5%

(注) 四捨五入のため合計は必ずしも一致しない
出所：米国労働省統計局Employer Costs for Employee Compensationより筆者作成

年にゼネラルモーターズが経営破綻した際、医療費負担の大きさがクローズアップされたが、これはキャデラックプランとマスコミに批判された職員・退職者を厚遇する医療保険を提供していたためである。普通の米国企業の場合、将来の医療費増加リスクの大部分を雇用主が引き受けるような過剰な医療保障などしておらず、ゼネラルモーターズのケースは"自業自得"と酷評されていた。

図表1-9は、わが国に対してもう一つ重要な事実を示している。それは米国の場合、医療費を負担する医療以外の産業の成長により増加する医療費を吸収できているという点である。また、後述するように、医療提供体制の中核を担う非営利Integrated Healthcare Networkの規模拡大による生産性向上の寄与も大きいと推察される。

第2節
医療改革論争を迷走させている"通説"の誤り

「医療の産業化=営利化」ではない

　安倍政権が医療分野を成長戦略の重要テーマとしたことから、医療団体の中には「医療の産業化につながる」として感情的と言えるほどに反対表明をしているところがある。しかし、筆者は彼らの言葉を選択する際の思考回路にどうしても同調できない。なぜなら、産業とは「人間生活に必要な商品・サービスの生産・提供を行うためのさまざまな経済活動。また、業態の似かよった各活動分野の単位。」（大辞林）である。つまり、医療提供体制が公・民いずれが中心か、非営利・営利いずれの要素が大きいか——に関係なく医療提供はもともと産業だからである。

持分あり医療法人は、非営利事業体とは言えない

　そこで、医療団体は「医療機関経営に営利企業参入を認めるな」と言い換えて反対することも多い。こちらの方が、まだわかりやすい。医療機関経営に株式会社が新規参入することに反対しているのである。この批判の妥当性を判断するには、まずわが国の医療提供体制の特徴を知る必要がある。

　例えば、わが国の病院数は2014年末現在8,495であり、その開設者別内訳は国329、自治体945、医療法人5,720、その他民間1,501である（**図表1-10**）。約7割を占める医療法人とは、医療法を根拠法とし病院、診療所、老人保健施設等の開設・所有を目的とする

図表1-10 開設者別の病院数と病床数（2014年12月末）

病院開設者の種類		病院	病床	病床シェア
総数		8,495	1,570,012	100%
国	厚生労働省	14	5,583	0.4%
	独立行政法人国立病院機構	143	55,116	3.5%
	国立大学法人	48	32,708	2.1%
	独立行政法人労働者健康福祉機構	34	13,072	0.8%
	国立高度専門医療研究センター	8	4,357	0.3%
	独立行政法人地域医療機能推進機構	57	16,286	1.0%
	その他	25	3,805	0.2%
自治体	県	204	55,294	3.5%
	市町村	651	137,927	8.8%
	地方独立行政法人	90	34,634	2.2%
民間	日本赤十字	92	36,660	2.3%
	社会福祉法人	286	58,104	3.7%
	厚生連	107	33,884	2.2%
	私立学校法人	110	55,488	3.5%
	共済組合	46	14,542	0.9%
	医療法人	5,720	858,156	54.7%
	株式会社	52	11,393	0.7%
	その他	808	143,003	9.1%

出所：厚生労働省「医療施設動態調査」（2014年12月末概数）

事業体のことである。診療所も医療法人化できることから、2014年3月末現在4万9,889存在する。そして、その財産が出資者個人に帰属するか否かによって、持分あり社団4万1,476、持分なし社団8,022、財団（持分なし）391に大別される。この中で医療の営利・非営利論争で争点になるのは、最も数の多い持分あり社団医療法人（以下持分あり医療法人と略す）である。医療機関経営への営利企業参入反対を唱えている医療団体の面々の多くは、その開設者オーナーなのである。

　医療法人は持分の有無にかかわらず、医療法で剰余金配当を禁じ

られている。持分の有無による違いは、累積した剰余金の最終帰属先に現れる。持分あり医療法人の場合、法人を他に売却した場合の代金または法人を解散した場合の残余財産の帰属が出資者という特定個人になる。一方、非営利であることの必須要件は、利益の１円たりとも最終帰属先が特定個人になっていないことである。法人売却代金や解散時残余財産の帰属先が持分を有する出資者ということは、この要件に抵触する。ちなみに、1925年大審院判例が「毎年配当を期待しない場合であっても、解散時にまとめて社員に残余財産ということにして分配することを契約しているならば、法人形態として営利法人と違いがない」と持分あり医療法人の非営利性を明確に否定している。

であるが故に、株式会社病院解禁を主張した経済財政諮問会議（小泉政権当時）からの医療法人非営利性疑義批判を受けて、2007年４月施行の第５次医療法改正を行い、持分あり医療法人の新設が認められなくなったことは、医療関係者なら誰でも知っている。

持分あり医療法人が、実態営利でも問題なし

そもそも、医療法人の開設者が自分に対する報酬を決める権限を持つ仕組みの下で剰余金配当を禁止しても意味がないのである。また、経営能力が高く事業拡大に成功した医療法人が複数の医療法人、社会福祉法人、学校法人等を傘下に持つグループを形成し、メディカルサービス法人（通称MS法人）と呼ばれる株式会社を設置している事例が多数あることは公知の事実である。そして通常、この株式会社MS法人がグループ全体の購買部門本部となることで、医療介護福祉サービス提供部門の利益の一部を抜いて資金をプール、最終的に医療法人開設者に流している。グループ全体のガバナンス構造の観点からは、株式会社であるMS法人が親会社機能を果たしているのである。このビジネスモデルを大胆かつ着実に遂行し成功し

た代表例が徳洲会グループだった。患者となる一般国民に対してこのような医療法人が非営利であると主張することには無理があるのではなかろうか。

しかし、筆者に持分あり医療法人が実態営利であることを批判する考えはない。むしろ批判することの方がおかしいと考えている。なぜなら、筆者が経営者であれば、まったく同じ経営行動をとるはずだからである。どのような事業であれ、経営者がその時に存在するさまざまな制度をフル活用して自らの事業目的を達成しようと努力するのは当然である。しかも、持分あり医療法人の経営資源はすべて開設者が自らのリスクで築き上げた私有財産である。通常資金調達時に金融機関から開設者個人が連帯保証を求められていることから、倒産すれば開設者たちが全責任を負うのである。さらに、一部に優遇措置はあるものの税金も普通法人として一般企業並みに納めている。

持分あり医療法人と同じ仕組みは、株式会社でも可能

医療団体が非営利と主張する持分あり医療法人のような「剰余金配当は受けることはできないが残余財産請求権を留保していて脱退時に過去の剰余金をまとめてもらえる事業体」は、株式会社でもつくることが可能と思われる。会社法第108条が規定する種類株式を応用して無配当株式だけの株式会社を設立するのである。

〈会社法第108条1項〉
　株式会社は、次に掲げる事項について異なる定めをした内容の異なる二以上の種類の株式を発行することができる。ただし、委員会設置会社及び公開会社は、第九号に掲げる事項についての定めがある種類の株式を発行することができない。
　一　剰余金の配当

二　残余財産の分配
　三　株主総会において議決権を行使することができる事項
　……以下省略……

　筆者は、これが実際に可能か、法務省民事局参事官室に確認した。その回答の要点は次の２つである。

・「無配当株式のみで株式会社設立をできるかどうか」を会社法は明示していない。したがって、実際にそのような会社設立申請があり争いになった場合の結論は現時点では不明。
・ただし、「そもそも株式会社の設立目的が利益を上げて配当することにある」ことが考慮されるのではないか。

　このうち後者を言い換えると、「投資家が無配当株式のみの会社に魅力を感じて資金拠出してくれるか」ということである。筆者は、これは十分にあり得ると考えている。なぜなら、マイクロソフトは1986年に上場してから2003年第１四半期までの期間無配当政策をとったが、投資家の間で人気を博した。投資家は株式を売却（持分あり医療法人の出資者が脱退することに相当）すれば過去の累積利益の出資比率相当分を一度に得られるからである。

医療団体が"非営利"という言葉に固執するのはなぜか

　では、なぜ医療団体が非営利という言葉に固執するのだろうか。それは、「持分あり医療法人が営利性の点で本質的に株式会社と同等であることを認めてしまえば、自分たちより資金力のある大企業が医療経営に新規参入する規制緩和につながると恐れているから」と筆者は考えている。この論点に関わる事実関係を整理すると、次のとおりである。

そもそも医療法は株式会社病院を完全に禁止していない。医療法第7条では、病院の開設許可権限を都道府県知事に与えた上で、第5項で「営利を目的として、病院、診療所又は助産所を開設しようとする者に対しては、前項の規定にかかわらず、第一項の<u>許可を与えないことができる</u>。」（下線筆者）という書きぶりになっている。株式会社病院新設は、知事が認めれば現在でも可能なのである。

　そして、株式会社病院はすでにわが国にも存在している。**図表1-10**で示したとおり、2014年末時点で52病院ある。その多くは、企業城下町を形成している大企業が従業員とその家族のみでなく地域住民全体の医療向上のために設立したものである。中には経営能力が高く公益性の観点からも近隣の国公立病院以上の役割を果たしていると評価できる病院も存在する。その代表例が、株式会社麻生「飯塚病院」（1918年設立、福岡県）、トヨタ自動車株式会社「トヨタ記念病院」（1987年設立、愛知県）などである。地域住民が医療機関を評価する際、株式会社病院であるのか、それとも医療法人病院、国立病院、公立病院であるのか、営利か非営利かという経営形態の理屈はほとんど関係ない。群馬大学医学部附属病院事件＊で明らかになったように、営利病院より非営利病院の方が医療の質が高いという必然性はないのである。

　次に、医療団体が恐れている大企業による医療経営参入の形としては、海外の医療経営企業の対日進出と、日本企業による本格的医療分野参入の2通りが考えられる。このうち海外からの参入の可能性として医療団体がよく指摘するのが、米国の医療経営企業による進出である。しかし、この不安は米国医療経営企業のアニュアルレポートを読んだことがない無知からくる被害妄想である。なぜなら、彼らは海外進出に関心が薄いからである。

＊群馬大学医学部附属病院事件：2010〜2014年に実施された群馬大学医学部附属病院での腹腔鏡下肝切除術において、同じ医師が執刀した患者8人が術後4か月以内に死亡。その後の調査で、病院側が過失を認めた。

例えば米国で最大の医療経営株式会社は、HCAホールディングス社である。同社の2014年アニュアルレポートで確認すると、売上高369億ドル、病院166、外来手術センター115、職員数約20万人である。そして病院166のうち海外進出しているのは、7病院を置く英国のみである。この海外進出先が英国のみであるという経営方針は、20年前に筆者がHCAを初めて調べた時から変わっていない。HCAに次ぐ医療経営株式会社であるテネット社（2014年の売上高166億ドル、病院80、外来施設200超、医療保険会社6、職員数約11万人）とCommunity Health Systems社（2014年の売上高186億ドル、病院203）も、すべての施設が米国内である。このように米国の医療経営株式会社が海外進出に無関心なのは、公的医療保険の場合は除き診療報酬が原則患者（民間保険会社）側との交渉価格であること、同国の医療市場が世界で突出して大きく（2014年国民医療費見込み額3兆ドル＝1ドル120円換算で360兆円）、今後も順調に成長し続けると予想されているからである。

　これに対して、海外進出に熱心な医療経営株式会社が存在するのは欧州やアジアである。しかし、彼らが日本に進出して大きく事業展開することも考えにくい。なぜなら、彼らの病院は医療機関側が個々に決めた医療費全額を自己負担で払うことのできる富裕層をターゲットにしているからである。しかもわが国の場合、高度な医療であっても多くが公的医療保険の給付対象であり、給付対象外の最先端医療を求めて富裕層が海外に行く場合も、そのほとんどは米国である。

医療改革において、株式会社病院解禁は優先度が低い

　したがって、仮にわが国で株式会社病院積極解禁を行った場合にビジネスチャンスとして動き出す可能性が残されているのは、外国企業ではなく日本企業である。しかし、もし筆者が医療経営進出を

考えている企業経営者であれば、日本ではなくアジア諸国に投資することを選択する。収益性、成長性を考えれば、日本市場よりアジア諸国市場の方がはるかに高い成功確率を期待できるからである。その意味で筆者は、三井物産が2011年5月にアジア最大の医療経営企業IHH Healthcareに資本参加したこと、セコムグループがインドで病院経営に乗り出したことを非常に高く評価している。

そもそも筆者は、アベノミクスの成長戦略において株式会社病院を積極解禁する必要性はないと考えている。第1の理由は、前述したとおり持分あり医療法人の中で多数の医療関連施設を展開し勝ち組となっている事業体は株式会社であるMS法人に親会社機能を持たせた経営形態であり、これらと類似の事業体をつくりだすことは成長に結び付くイノベーションにならないからである。第2の理由は、わが国の医療提供体制の最大の欠陥は同じ医療圏にある大学附属病院や国公立病院が税金で重複投資を行うことを放置してきたことにあるのであり、それを改革する方法は株式会社病院ではなく非営利ホールディングカンパニーだからである。

その意味で、安倍晋三総理が2014年1月22日、スイスのダボスで開催された世界経済フォーラム年次総会で日本の首相として初めて基調演説を行う中で「日本にもメイヨークリニックのようなホールディングカンパニー型の大規模医療法人ができてしかるべきだから、制度を改めるようにと追加の指示をしました」と宣言、同年6月に閣議決定した「日本再興戦略」改訂2014に非営利ホールディングカンパニーを明記させた意義は非常に大きい。

医療提供体制全体の非営利性は、日本より米国の方が高い

その安倍総理ご指示の意義を理解するには、非営利ホールディングカンパニーが経済成長のエンジンの一つになっている米国の医療

提供体制を正確に知る必要がある。人口が日本の約2.5倍の3億1,886万人（2014年7月時点推計値）である米国の病院数は、日本より少ない5,686である（**図表1-11**）。そのうち最大の2,904ある民間非営利病院とは、特定の個人出資者が存在せず、地域社会や宗教団体、慈善団体等がガバナンスを行っている事業体のことである。経営実務は医療経営専門家を雇い行っているが、その人選、報酬は地域社会代表等で決める仕組みのため、医療事業の利益が出資者等の特定個人の御手盛りで当該個人に流れることは一切ない。これが持分あり医療法人の病院が過半を占める日本との決定的違いである。したがって、米国に株式会社病院が1,060あるとしても、医療提供体制全体の非営利性は米国の方が日本より高いと言える。

また、米国病院協会資料によれば、民間非営利病院、州立・自治体立病院、株式会社病院を合わせた4,974病院のうち、Systemと呼ばれる医療事業体に所属するものが3,144病院ある。Systemとは、病院だけでなく地域包括ケアのために必要な他の医療関連施設群とグループを形成している事業体のことである。そのため、米国の医療事業体のホームページを見ると、法人名が○○Health System、

図表1-11　米国の病院数（2013年現在）

総数	5,686
コミュニティ病院	4,974
非営利	3,914
民間非営利病院	2,904
州立・自治体立病院	1,010
営利（株式会社）病院	1,060
連邦立病院	213
非連邦立精神病院	406
非連邦立長期ケア病院	81
その他病院（刑務所所属病院など）	12

出所：米国病院協会Fast Facts on US Hospitalsより筆者作成

○○Healthcare Systemとなっているのが通例である。このような地域包括ケア事業体をIntegrated Healthcare NetworkまたはIntegrated Healthcare Systemと呼ぶことも多い。筆者が前者の略称であるIHNという用語を使うのは、全米に500以上ある医療事業体Systemの経営評価ランキングでIHNが使用されていたからである。その経営形態で多いのがホールディングカンパニーであり、それに「非営利」の冠を付けて非課税優遇を受けることができるのは法律で定められた厳しい適格要件を満たす事業体のみなのである。

　なお、米国で最大の医療事業体Systemは、退役軍人省の医療部門Veterans Health Administration（略称VHA）である。第4章第3節で詳述するとおり、VHAの病院150（**図表1-11**では連邦立病院に分類）は23ある大規模IHNに所属している。また、コミュニティ病院の中には経営統合したSystemに所属していなくても業務提携等の形で他の医療関連機関とグループ形成しているものも多い模様だ。したがって、米国の場合、単独病院のみの医療事業体は極めて少ないと思われる。

株式会社病院は、医療イノベーションの牽引役ではない

　筆者が、2000年に米国の医療産業集積の調査を開始した時、最初に抱いた疑問は「なぜ、医療産業集積で医薬品・医療機器の研究開発を支援する臨床フィールドの事業体がすべてメイヨークリニックのような非営利大規模IHNなのか」であった。医療以外の産業では新しい財・サービスの研究開発は企業が行っていることから、「医療産業においても株式会社病院がイノベーションに相当な貢献をしているだろう」と考えていたからである。しかし、さまざまな立場の専門家にヒアリングした結果、次の理由であることがわかった。

①新しい医薬品・医療機器を診療に使うことが承認された直後の普

及前段階は、病院側が赤字となるケースが多い。利益の最大化が目的の株式会社病院としては、その新しい医薬品・医療機器が普及し利益に貢献することが確認されてから採用した方が得策である。したがって、株式会社病院はメイヨークリニックが実施しているような世界最先端の臨床研究に取り組むことはない。同様の理由から、株式会社病院が医療専門人材を初期段階から育成することはしない。スキル習得済みの人材を雇った方が経営効率を高めることができるからである。

②これに対して、非営利大規模IHNの重要な使命の一つは、医療イノベーションに貢献することである。医薬品・医療機器の研究開発に必要な臨床データを提供するのみでなく、承認されたばかりの医薬品・医療機器をどこよりも早く臨床に使うことを実践し続け、世界最先端の臨床研究開発に資する人材を世界中から集め、彼らの研究活動を支援しなければならない。そのために必要な財源を一般医療部門で稼ぐことが、非営利大規模IHN経営者の責務なのである。

ちなみに、米国にはメイヨークリニック以外にも医療産業集積の中核事業体になっている非営利大規模IHNがいくつか存在する。例えば、ペンシルバニア州西部を事業拠点とするUPMC（University of Pittsburg Medical Center）である。このUPMCを中核事業体として、今世界で最も成長力のある医療産業集積がピッツバーグ周辺に形成されている（詳細は第4章第4節参照）。同様に、マサチューセッツ州のハーバード大学に研究開発の臨床フィールドを提供している非営利大規模IHNが、PartnersとCare Groupである。

図表1-12のとおり、米国の医療産業集積で臨床フィールドになっているIHNの事業規模は1兆円を超える。これは、日本の国立大学附属病院すべての収益を合計した9,652億円（2014年3月期）より大きい。わが国最大の国立大学附属病院である東大病院の収益は、

図表1-12　臨床研究フィールド規模の日米大学比較

(1US$=120円換算、億円)

		京都大学	東京大学	ピッツバーグ大学	ハーバード大学
収入		1,500	2,233	2,407	5,290
	授業料・入学料等	119	143	673	1,054
	公的補助	492	739	226	733
	附属病院収益	332	457	0	0
	その他	557	894	1,508	3,503
臨床研究フィールドにしている提携先医療事業体の規模		0	0	1兆3,700	1兆5,400

(注)　日本の大学は2014年3月期、米国の大学は2014年6月期
出所：各大学の財務諸表より筆者作成

457億円に過ぎない。この差が医薬品・医療機器の研究開発で現れる例として、一地域で集めることのできる臨床治験患者の数がある。米国の医療産業集積では、臨床治験患者を数千～1万人単位で集めることが可能である。一方、日本の国立大学附属病院では百人単位といった状況ではないだろうか。

　しかし、この米国側の医療産業集積の圧倒的規模に追いつけなくとも、研究開発機能水準で対抗できる事業体をつくる方法はある。例えば、英国のケンブリッジ大学である（**図表1-13**）。同大学はピッツバーグ大学やハーバード大学と同じように附属病院を持たずに、公立病院を核とした地域ネットワークと提携して必要な臨床フィールドを確保している。その臨床規模は約1,700億円であり、東京大学や京都大学が地域の国公立病院や民間非営利大病院と組めばすぐに達成できる内容だ。

　このビジネスモデルをさらに拡充したのが、オーストラリアのメルボルン大学である（**図表1-14**）。メルボルン大学は公立病院や民間非営利病院の形成する複数の地域医療ネットワークと業務提携をして、「バイオ21クラスター」という医療産業集積を築いており、その臨床規模は約4,000億円である。

図表1-13　ケンブリッジ大学の医療産業集積ビジネスモデル

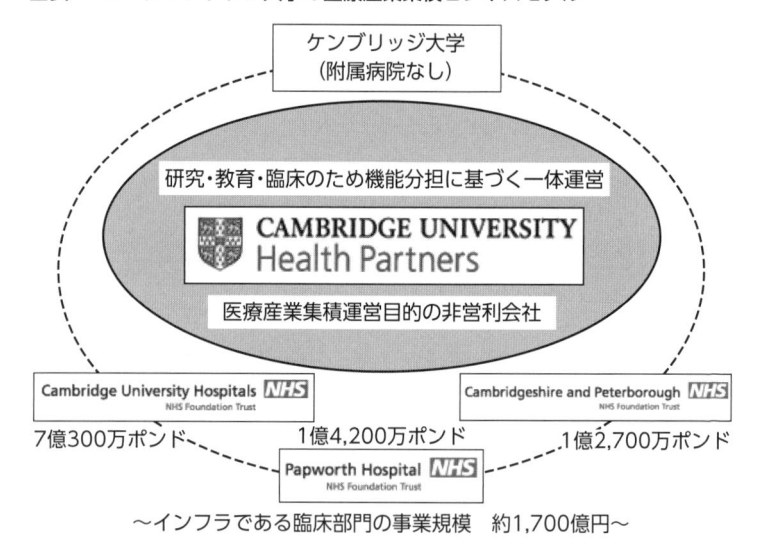

- ケンブリッジ大学（附属病院なし）
  - 研究・教育・臨床のため機能分担に基づく一体運営
  - **CAMBRIDGE UNIVERSITY Health Partners**
  - 医療産業集積運営目的の非営利会社

- Cambridge University Hospitals NHS Foundation Trust　7億300万ポンド
- Papworth Hospital NHS Foundation Trust　1億4,200万ポンド
- Cambridgeshire and Peterborough NHS Foundation Trust　1億2,700万ポンド

〜インフラである臨床部門の事業規模　約1,700億円〜

出所：筆者作成

世界一の臨床研究体制でも、医薬品の貿易赤字は巨額になり得る

図表1-15は、わが国の医薬品・医療機器の貿易収支を示している。医薬品の貿易赤字は、1990年代に若干縮小した後、2000年の2,205億円から2013年の1兆7,786億円へと13年間で8倍に拡大した。医療機器の貿易収支は、1990年に11億円の黒字だったものが2013年には7,703億円の赤字になった。このように日本の医薬品・医療機器の貿易収支は2兆円を超える赤字である。

しかし、医薬品・医療機器の貿易収支は、新製品開発に結び付く臨床研究体制だけでは決まらない。ちなみに、創薬で世界一の研究開発力を有する米国の医薬品貿易収支は、2013年に340億ドル（約

図表1-14　メルボルン大学の医療産業集積ビジネスモデル

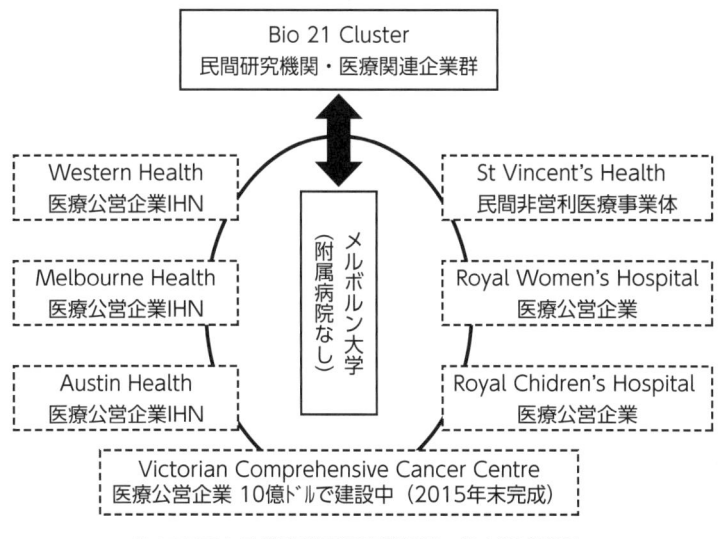

```
                    ┌─────────────────────────────┐
                    │      Bio 21 Cluster         │
                    │  民間研究機関・医療関連企業群    │
                    └─────────────────────────────┘
                                  ↕
┌──────────────────┐    ┌──────────┐    ┌──────────────────┐
│ Western Health   │    │ メ       │    │ St Vincent's Health│
│ 医療公営企業IHN   │    │ ル       │    │ 民間非営利医療事業体│
└──────────────────┘    │ ボ(附)   │    └──────────────────┘
┌──────────────────┐    │ ル 属    │    ┌──────────────────┐
│ Melbourne Health │    │ ン 病    │    │ Royal Women's Hospital│
│ 医療公営企業IHN   │    │ 大 院    │    │ 医療公営企業      │
└──────────────────┘    │ 学 な    │    └──────────────────┘
┌──────────────────┐    │    し    │    ┌──────────────────┐
│ Austin Health    │    │          │    │ Royal Chidren's Hospital│
│ 医療公営企業IHN   │    └──────────┘    │ 医療公営企業      │
└──────────────────┘                    └──────────────────┘
              ┌────────────────────────────────────────┐
              │ Victorian Comprehensive Cancer Centre  │
              │ 医療公営企業 10億ﾄﾞﾙで建設中（2015年末完成）│
              └────────────────────────────────────────┘
```

〜インフラである臨床部門の事業規模　約4,000億円〜

出所：筆者作成

4兆円）の赤字である。米国政府の報告書によれば、米国の法人税率が他国より高いことを主因に製薬企業が生産拠点を海外に移転してしまったことが大きな理由である。米国内で使う製品の生産拠点が海外に出れば、海外生産したものを逆輸入することとなり貿易赤字が発生する。2015年2月「オバマ政権が米国の法人税率を28％まで引き下げることを検討」という報道があったが、これは生産拠点を国内回帰させるためなのである。

　実は、わが国の医薬品貿易赤字が2000年代に急増した理由の一つがこれである。医薬品の技術導入受取額が2000年の864億円から2013年4,413億円に増えているのは、海外移転させた生産子会社からのパテント料収入増加が寄与している。したがって、アベノミクスで医療を成長戦略の第3の矢にするため医薬品・医療機器を議

図表1-15　日本の医薬品・医療機器の国内生産額と貿易収支

(億円)

			1990年	2000年	2013年
医薬品		国内生産額	5兆5,954	5兆9,273	6兆8,940
	貿易収支	対米	▲691	360	▲2,804
		対EU	▲1,513	▲2,263	▲1兆0,973
		対その他諸国	▲635	▲301	▲4,009
		計①	▲2,838	▲2,205	▲1兆7,786
	技術導入収支	受取	250	864	4,413
		支払	225	390	804
		収支差②	25	474	3,609
医療機器		国内生産額	1兆2,742	1兆4,863	1兆9,055
	貿易収支	対米	▲642	▲4,283	▲5,094
		対EUその他諸国	653	▲297	▲2,609
		計③	11	▲4,580	▲7,703
合計額　①+②+③			▲2,802	▲6,311	▲2兆1,880

出所：薬事工業生産動態統計年報、財務省貿易統計等より筆者作成

論する場合、研究開発力強化にとどまらず関連する制度全体を視野に入れる必要がある。

世界標準の医療実現の目標は、海外患者獲得ではない

　先ほど、わが国の医薬品・医療機器の研究開発力を強化するため、メイヨークリニックと競争できるような事業体の必要性とそれをつくる方法を述べた。その事業体の経営形態として、非営利ホールディングカンパニーが優れている。しかし、そのような事業体を核にした医療産業集積は日本に2～3か所あれば足りる。そして、筆者が非営利ホールディングカンパニー制度導入を提唱した最大の目標は、50万～100万人の人口単位で全国津々浦々に事業基盤が強固な医療介護福祉事業体を配置することにある。

　これまで述べたとおり、近い将来わが国の財政危機が本格化する

可能性が高い。そうなれば、医療介護福祉サービスを提供している事業体は、公設、民営を問わず存亡の危機にさらされる。しかし、一方で人口減少の中にあっても技術進歩による需要創出効果により医療介護福祉ニーズは金額ベースで増え続ける。したがって、個々の医療介護福祉事業体の経営形態や経営者が変わることがあったとしても、そこで働く職員、施設・設備といった経営資源を維持し、サービス提供のあり方を地域単位で組み替えていく仕組みをつくる必要がある。筆者は、そのような仕組みをガバナンスし効率的に経営する経営形態として、非営利ホールディングカンパニーを提唱しているのである。

非営利ホールディング型医療介護福祉事業体の最大の使命は、地域住民に対して世界標準の医療介護福祉サービスを提供することである。世界標準というとすぐに海外患者獲得と結び付ける人がいる。しかし、前著『医療改革と経済成長』で書いたとおり、海外患者を日本に誘致するビジネスが成功したとしても、日本経済再生に役立つほどのインパクトは発生しない。世界標準で目標とすべきことは、地域住民から「自分たちが受けている医療介護福祉サービスは世界的にみてもベストである」と常に評価してもらえる体制をつくることなのである。世界標準の対象は最先端医療だけではない。在宅ケア、介護、障害者支援、施設の掃除、事業体のホームページの設計、災害時の危機管理体制、健康診断、地域医療情報の分析力、専門人材の育成などすべてに及ぶ。

第3節 今こそ、医療制度全体のガバナンス改革が必要

国民合意を容易にするガバナンスの視点

　医療制度には医療提供体制と医療財源確保方法の二面がある。その分類の切り口として公中心、民中心といった基準が使われることが多いが、具体的仕組みのあり様は、その国の医療制度の歴史、社会・経済の構造、人口動態等により大きく異なる。しかし、医療サービスの基礎である医学は世界共通である。一国の医療財源確保の方法は、税金、保険料、患者自己負担という3要素の組み合わせであることも同じである。さらに、その組み合わせの外見が異なっていても、現役世代の医療費については現役世代が全額負担、高齢者医療費の大部分も現役世代が負担、高齢者医療費の一部を高齢者自身が負担——というルールが制度設計上の基本原則になっている。そして、先進諸国における医療改革の共通テーマとして地域包括ケア、予防による医療費抑制、給付と負担のバランスの公平化などが掲げられている。

　このように外見や各プログラムの名称は異なるが、制度設計の基本構造に共通点が多い各国の医療制度の優劣を判定する場合、改革案に対する国民のコンセンサスが成立しやすいか否かという視点が重要なように思われる。つまり、少子高齢化や財政難など医療制度設計の前提条件が大きく変化したことを受けて給付と負担のリバランス改革を大胆に行いたい時に、国民合意を得やすくするための仕掛けがあらかじめ医療制度に組み込まれているか、という判定基準である。これは、その国の医療制度全体のガバナンスの妥当性評価

とも言える。

一律強制適用ではなく、一人ひとりに選択権を与える

　加速する医療技術進歩と、高齢化により増加する医療費の財源確保のため各国がさまざまな工夫をしていることに関しては、すでに多数の調査研究がなされている。それらの工夫の中でわが国でも検討に値することは、一つの制度を全国民に一律強制適用するのではなく、公的医療保険を基礎給付部分とオプション部分の2階建てにすることである。

　これは、医療改革の争点である給付と負担のバランスのあり方を国民一人ひとりに選ばせる要素を入れることに他ならない。つまり、医療財源制度のガバナンス権限の一部を国民一人ひとりに付与するのである。このオプション部分は、公的保険でも民間保険でも設計可能である。ただし、民間保険を使う場合には、被保険者集団間の疾病リスク公平化財源調整をより厳格に行う必要がある。

オーストラリアの医療改革に注目

　筆者は、これを最も斬新な手法で行っているのはオーストラリアであると同国の医療改革を評価している。オーストラリアは、医療提供体制と医療財源確保を共に公中心で設計する中で、民間病院と民間医療保険もフル活用している。筆者は2010年、前著『医療改革と経済成長』の中でその基本的枠組みを解説した。その直後の2011年、オーストラリアは大胆な公立病院改革を断行した。病院数は、公立病院770、民間病院550で公立病院の方が少し多い。基礎的医療については公立病院が中心的役割を果たしているので、人口数十万人から百万人の地域単位で公立病院をグループ化、米国のIntegrated Healthcare Network類似の体制にしたのである。**図表**

1-16は、メルボルンの一部地域を担当するオーストラリア版IHNの例である。

同国の2012年度の国民医療費は1,402億豪ドルであったが、その主たる財源はメディケア課税である。メディケア課税は、課税所得に対する税率1.5％の基礎部分と、所得に応じて０％、１％、1.25％、1.5％と税率が異なる上乗せ部分の２階建てになっている。オーストラリア政府は一定所得以上の国民に対して民間医療保険加入を推奨している。民間保険加入者は公立病院と民間病院の両方で治療を受ける選択権を有し、担当医師指名や個室利用ができる。彼らが民間病院を利用した場合、医療費のうちメディケア診療報酬の75％相当額を公的制度が支払い、残額を民間医療保険がカバーする仕組みである。

図表１-16　オーストラリア・ビクトリア州の公立病院ＩＨＮの例

事業体の名称　Monash Health

＜2013年6月期データ＞
担当医療圏人口　約100万人
職員数9,471人（うち医師数1,277人）
事業拠点数　40超
総収入　13億4,200万豪ドル

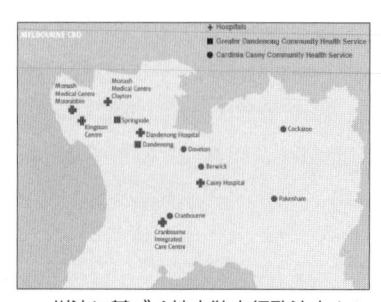

Monash Health is proud to provide integrated health care to one quarter of Melbourne's population.

We improve the health of our community through:
- Prevention
- Early intervention
- Community based treatment and rehabilitation
- Highly specialised surgical and medical diagnosis, treatment and monitoring services
- Hospital and community based mental health services
- Comprehensive sub-acute and aged care programs
- Palliative care
- Research
- Education

州法に基づく地方独立行政法人 Integrated Healthcare Network

出所：当該ＩＨＮのＷＥＢサイトより筆者作成

ユニークなのは、民間医療保険料が高くなり過ぎないように公費補助がある点である。その保険料に対する公費補助率は所得水準と

図表1-17　年齢基準プール算入額の積算方法

	年齢グループ（歳）	A	保険会社Ⅰ		保険会社Ⅱ	
			給付額 B （千豪ドル）	年齢基準プール B×A （千豪ドル）	給付額 C （千豪ドル）	年齢基準プール C×A （千豪ドル）
男性	54以下	0%	不算入	0	不算入	0
	55～59	15%	1,242	186	921	138
	60～64	42.5%	1,705	725	1,264	537
	65～69	60%	2,639	1,583	1,957	1,174
	70～74	70%	4,751	3,325	3,521	2,465
	75～79	76%	6,330	4,811	4,692	3,566
	80～84	78%	8,087	6,308	5,994	4,676
	85～89	82%	8,262	6,775	6,124	5,022
	90～94	82%	9,185	7,531	6,808	5,582
	95以上	82%	3,943	3,234	2,923	2,397
女性	54以下	0%	不算入	0	不算入	0
	55～59	15%	3,392	509	2,514	377
	60～64	42.5%	4,510	1,917	3,343	1,421
	65～69	60%	5,263	3,158	3,901	2,340
	70～74	70%	6,650	4,655	4,929	3,450
	75～79	76%	6,834	5,194	5,065	3,850
	80～84	78%	7,223	5,634	5,354	4,176
	85～89	82%	6,255	5,129	4,637	3,802
	90～94	82%	3,924	3,217	2,908	2,385
	95以上	82%	3,076	2,522	2,280	1,869
年齢基準プール算入額合計				66,414		49,227

（注）　A＝年齢基準プールに参入する給付額の割合
出所：Private Health Insurance Administration Council, Risk Equalisation Financial Year Results by Insurer and State.より筆者作成

図表1-18　州内保険者間のリスク公平化財源調整額の算出方法

	年齢基準プールa（千豪ドル）	高医療費請求プールb（千豪ドル）	被保険者単位数D	E（a＋b）（千豪ドル）	理論値FH÷G×D（千豪ドル）	財源調整額E－F（千豪ドル）
保険会社Ⅰ	66,414	0	463,025	66,414	66,432	▲18
保険会社Ⅱ	49,227	30,000	343,193	49,257	49,239	18
州内合計	115,641	30,000	806,218 G	115,671 H	115,671	0

（注）被保険者単位数＝家族構成によって決められる世帯別の被保険者換算数
出所：Private Health Insurance Administration Council, Risk Equalisation Financial Year Results by Insurer and State.より筆者作成

年齢に応じて0～40%の範囲で段階的に設定されている。民間医療保険の給付財源全体に占める公費補助の割合は約30%である。

　さらに注目すべきは、民間医療保険会社の収支を事後的に平準化するリスク調整財源移転が行われることである。全国民に医療保障を与える公的制度を代替する民間医療保険であることから、保険料は地域料率が原則であり、加入者の年齢、性別、既往症歴に関係なく同額である。しかし、加入者集団の年齢構成、高額医療費を伴う患者割合について保険会社間で必ず差が生じる。**図表1-17**と**図表1-18**は、州内に保険会社が2社あると仮定した場合に、そのリスクを調整し、実際の給付額が理論値より少なかった保険会社Ⅰから理論値より多かった保険会社Ⅱに財源移転する仕組みを表している。理論値は年齢基準プールと高医療費請求プールの合計である。年齢基準プールは、54歳以下の医療費を考慮せず、55歳以上で年齢階層別に決められた算入割合を保険会社が支払った給付額に掛けて積算される。高医療費請求プールは、高額医療費患者がいた場合のリスク調整額である。

　民間医療保険給付額から公費補助を控除した保険会社の純給付額

(2012年度112億豪ドル）が国民医療費に占める割合は8％と低いが、国民の半分近くが民間医療保険を選択している。したがって、仮に将来国の財政が厳しくなり医療への公費投入を減らす必要が生じた場合でも、民間医療保険を設計変更することで高所得者ほど負担を増やすなど、現在の制度の枠組みの中で柔軟に対応することが可能である。

第 2 章

非営利ホールディング型法人を絵に描いた餅にするな

第1節 迷走した非営利ホールディング型法人の行方

正しい方向に軌道修正された、医療法人検討会の結論

　地域医療連携推進法人の認定制度を創設するための医療法の一部を改正する法律案が、2015年4月3日第189回国会に提出された。しかし、その改正内容を審議した「医療法人の事業展開等に関する検討会」の結論が2015年2月18日の社会保障審議会医療部会に報告された際、同検討会委員でもあった医療部会委員から「地域医療連携推進法人を創設する理由が未だにわからない」という趣旨の発言が出るあり様だった。このように同検討会が迷走した理由については、『医療白書2014-2015年版』（日本医療企画、2014年8月）に掲載した小論文「非営利ホールディングカンパニー型法人制度導入は何をもたらすか」で解説した。

　一方、2015年3月になって「地域医療連携推進法人に参加できる事業体に法人格がない公立病院も含まれる」という点について厚生労働省と総務省が合意したという報道があった。国会に提出された改正法律案にはそのような記述はないが、筆者が霞が関関係者に確認したところでは両省の合意は事実のようである。これは、地域医療連携推進法人が実際につくられる時に、そのメインターゲットが民間医療法人改革から大学附属病院・国公立病院改革に転換する可能性を秘めている。

地域医療連携推進法人制度を巡る10の論点

　そこで、この問題を巡る論点を整理してみたい。まず、厚生労働省が作成した「医療法の一部を改正する法律案の概要」のうち地域医療連携推進法人制度創設の関連部分を転記すると次のとおりである。

〈医療法の一部を改正する法律案の概要から抜粋〉
（1）都道府県知事の認定
○地域において良質かつ適切な医療を効率的に提供するため、病院等に係る業務の連携を推進するための方針を定め、医療連携推進業務を行う一般社団法人は、都道府県知事の認定を受けることができる。
〈参加法人（社員）〉
・病院等の医療機関を開設する医療法人等の非営利法人。
＊介護事業等の地域包括ケアシステムの構築に資する事業を行う非営利法人を加えることができる。
〈主な認定基準〉
・地域医療構想区域を考慮して病院等の業務の連携を推進する区域を定めていること。
・地域の関係者等を構成員とする評議会が、意見を述べることができるものと定めていること。
・参加法人の予算、事業計画等の重要事項について、地域医療連携推進法人の意見を少なくとも求めるものと定めていること。
＊都道府県知事の認定は、地域医療構想との整合性に配慮するとともに、都道府県医療審議会の意見を聞いて行う。
（2）実施する業務
○病院等相互間の機能の分担及び業務の連携の推進（介護事業等も含めた連携を加えることができる。）

○医療従事者の研修、医薬品等の供給、資金貸付等の医療連携推進業務。
＊一定の要件により介護サービス等を行う事業者に対する出資を可能とする。
（3）その他
○代表理事は都道府県知事の認可を要することとするとともに、剰余金の配当禁止、都道府県知事による監督等の規定について医療法人に対する規制を準用。
○都道府県知事は、病院等の機能の分担・業務の連携に必要と認めるときは、地域医療構想の推進に必要である病院間の病床の融通を許可することができる。

論点1 一般社団法人には所轄庁がなく、医療法人より経営自由度が高い

改正法律案が新設した「第七章地域医療連携推進法人 第一節認定 第七十条（営利を目的とする法人を除く。以下この章において「参加法人」という。）……」で、新型法人の経営形態が一般社団法人であると定められた。医療法人の事業展開等に関する検討会では2013年11月の第1回から2014年11月の第8回までの期間、検討会委員たちは新型法人の経営形態が医療法人であると信じて議論をしていた。それが2015年1月30日の第9回で厚生労働省が一般社団法人を採用する方針を示したのである。

法務省の資料「知って！活用！新非営利法人制度」によれば、一般社団法人とは、2008年12月1日から施行された「一般社団法人及び一般財団法人に関する法律」を準拠法とする法人である。1896年の民法制定以来、税制上の優遇措置を受けることのできる公益法人（社団法人、財団法人）を設立するには、主務官庁による設立の許可が必要とされ、「法人格の取得」、「公益性の判断」、「税制上の優遇措置」が一体となっていた。新法による非営利法人制度

改革の目的は、法人格の取得と公益性の判断を分離するという基本方針の下、営利（剰余金の分配）を目的としない社団と財団について、法人が行う事業の公益性の有無にかかわらず、登記のみによって簡便に法人格を取得することができる法人制度を創設することにある。

こうして設立される一般社団法人と一般財団法人の最大の特徴は、「定款をもってしても、社員や設立者に剰余金や残余財産の分配を受ける権利を付与することができない」という条件はあるものの、「公益事業を行う団体だけでなく、非公益かつ非営利の事業を行う団体、更には収益事業を行う団体も含め、自由で自律的な活動が可能（行うことができる事業に制限がない）」かつ「主務官庁制の廃止により、行政庁が一般社団法人及び一般財団法人の業務・運営全体について一律に監督することがない（医療法人や社会福祉法人のように財務諸表を所轄庁に提出する義務が原則なく、公表義務もない）」点にある。

一方、厚生労働省が地域医療連携推進法人の経営形態を一般社団法人にしたのは、検討会で医療団体代表委員が新型法人に医療施設経営をさせるべきではないと強く主張、それを受けて内閣府法制局から「原則医療施設を経営しないのであれば医療法人は経営形態として不適当」と指摘されたためらしい。しかし、これは一般社団法人が病院や診療所を経営できないことを意味しない。事業範囲に制限がないからである。実は、医療施設経営をしている一般社団法人の代表例は地方の医師会立病院である。インターネットで医師会立病院を検索した中で情報開示が最もよかった熊本県の菊池郡市医師会立病院に電話で問い合わせたところ、以下の点を親切に教えてくださった。

＊一般社団法人は原則課税だが、医師会立病院は法人税法施行令第5条第1項29号ヲにより非課税優遇を受けている。

〈法人税法施行令第5条第1項29号ヲ〉
　一定の地域内の医師又は歯科医師を会員とする公益社団法人又は法別表第2に掲げる一般社団法人で、その残余財産が国又は地方公共団体に帰属すること、当該法人の開設する病院又は診療所が当該地域内の全ての医師又は歯科医師の利用に供されることとなっており、かつ、その診療報酬の額が低廉であることその他の財務省令で定める要件に該当するものが行う医療保健業
＊一般社団法人になる時にそれ以前の社団法人の時代に蓄積した財産がある場合、その財産を一定期間に公益のために使い切る計画を提出する義務がある。そしてこの期間が終了するまで所轄庁に公益目的支出計画実施報告書を毎年提出、かつ財務諸表と監査報告書を移行法人の事務所に備え置き、閲覧請求があった場合、正当な理由なくこれを拒んではならないとされている。つまり、一般社団法人には原則所轄庁が存在しないが、過去の蓄積財産が残っている限り実質的に所轄庁に対する報告義務は存在する。

　これは、社団法人時代の蓄積財産がないと判定された一般社団法人の場合、一般社団法人に移行直後から所轄庁がなくなり経営状況を報告する必要もないということである。その具体例として、一般社団法人巨樹の会がある。巨樹の会は2010年2月、武雄市民病院（佐賀県武雄市）の民間移譲を受け地域医療を立て直したこと、関東地区に回復期リハビリテーション病院のネットワークを築く経営戦略で急成長していること、社会医療法人で売上高第1位である財団池友会（次節参照）のグループに属すること――などから筆者が注目してきた事業体である。筆者が社会医療法人財団池友会の財務諸表を初めて情報公開制度に基づき収集した2011年に、巨樹の会が医療法人ではなく社団法人であり、財務諸表が厚生労働省医政局総務課に保管されていることを知った。そして、本書執筆のため医政局総務課に電話をして一般社団法人巨樹の会の2014年3月期の

財務諸表を入手しようとしたところ、同会に所轄がなくなったことを確認したという次第である。なお、情報公開制度を使っても一般社団法人になった巨樹の会の法人全体の財務諸表を見ることはできなくなったが、新武雄病院（民間移譲後の武雄市民病院の名称）の経営状況については同会が武雄市立民病院移譲先評価委員会に提出している業務実績報告書で知ることが可能である。

論点2　持分あり医療法人を非営利法人と規定した法律はない

　厚生労働省が作成した改正法律案概要には、地域医療連携推進法人に参加できる法人として「病院等の医療機関を開設する<u>医療法人等の非営利法人</u>」（下線筆者）という文言がある。しかし、そもそも医療法の中に「医療法人が非営利法人」と明示した規定はない。前述のとおり、1925年大審院判例が「毎年配当を期待しない場合であっても解散時にまとめて社員に残余財産ということにして分配することを契約しているならば、法人形態として営利法人と違いがない」と持分あり医療法人の非営利性を明確に否定している。かつ、非営利法人制度改革でも残余財産が特定個人に帰属しないことが非営利性判断の必須要件になっている。そのため、厚生労働省も改正法律案の具体的条文で「医療法人は非営利法人である」と言質をとられかねない文言は使っていない。

〈改正法律案の第七章地域医療連携推進法人第一節認定から抜粋〉
第七十条　次に掲げる法人（営利を目的とする法人を除く。以下この章において「参加法人」という。）及び地域において良質かつ適切な医療を効率的に提供するために必要な者として厚生労働省令で定める者を社員とし、かつ、病院、診療所又は介護老人保健施設（以下この章において「病院等」という。）に係る業務の連携を推進するための方針（以下この章において「医療連携推進方針」という。）を定め、医療連携推進業務を行うことを目的とす

る一般社団法人は、定款において定める当該連携を推進する区域（以下「医療連携推進区域」という。）の属する都道府県（当該医療連携推進区域が二以上の都道府県にわたる場合にあっては、これらの都道府県のいずれか一の都道府県）の知事の認定を受けることができる。
一　医療連携推進区域において、病院等を開設する法人。
二　医療連携推進区域において、介護事業（身体上又は精神上の障害があることにより日常生活を営むのに支障がある者に対し、入浴、排せつ、食事等の介護、機能訓練、看護及び療養上の管理その他のその者の能力に応じ自立した日常生活を営むことができるようにするための福祉サービス又は保健医療サービスを提供する事業をいう。）その他の地域包括ケアシステム（地域における医療及び介護の総合的な確保の促進に関する法律第二条第一項に規定する地域包括ケアシステムをいう。第七十条の七において同じ。）の構築に資する事業（以下この章において「介護事業等」という）に係る施設又は事業所を開設し、又は管理する法人

論点3　持分あり医療法人と社会福祉法人のグループ化は無理筋

2014年6月に閣議決定された「日本再興戦略」改訂2014で医療法人と社会福祉法人等をグループ化する仕組みをつくるように指示が出された。

〈「日本再興戦略」改訂2014から抜粋①〉
　地域内の医療・介護サービス提供者の機能分化や連携の推進等に向けた制度改革を進め、医療、介護サービスの効率化・高度化を図り、地域包括ケアを実現する。このため、医療法人制度においてその社員に法人がなることができることを明確化した上で、複数の医療法人や社会福祉法人等を社員総会等を通じて統括し、一体的な経

営を可能とする「非営利ホールディングカンパニー型法人制度（仮称）」を創設する。

　前述のとおり、安倍総理がダボス会議でわが国の医療介護福祉提供体制の改革のために非営利ホールディングカンパニー制度導入の検討を宣言し、日本再興戦略に盛り込んだことは高く評価できる。しかし、筆者が長年提唱してきた非営利ホールディングカンパニーは、持分あり医療法人と社会福祉法人をグループ化することではない。まず、医療法人の大部分を占める持分あり医療法人は開設者の私有財産であり、彼らが経営危機にあるのでない限り、政府の指示でグループ化することなどできない。一方、社会福祉法人の財産は公的資産であり、その活用策が社会保障審議会福祉部会で別途審議されていた。持分あり医療法人と社会福祉法人をグループ化させる政策はもともと無理筋なのである。したがって、厚生労働省が上記第七十条で参加法人に社会福祉法人と書かなかったのは正しい判断である。

　このように「日本再興戦略」改訂2014に間違った政策が記載された原因は、社会保障制度改革国民会議が2013年8月に発表した報告書の誤りが発端である。同報告書に「医療法人制度・社会福祉法人制度について、非営利性や公共性の堅持を前提としつつ、機能の分化・連携の推進に資するよう、例えばホールディングカンパニーの枠組みのような法人間の合併や権利の移転等を速やかに行うことができる道を開くための制度改正を検討する必要がある。複数の医療法人がグループ化すれば、……」との記述がある。これをそのまま産業競争力会議が引き継ぎ「日本再興戦略」改訂2014に盛り込んだのである。

論点4 地域医療連携推進法人に近い事業体は、
すでにたくさん存在する

　図表2-1は、2015年1月30日に開催された第9回検討会に厚生労働省が提出した地域医療連携推進法人の概念図である。これに対して検討会委員から「実はこの会も9回を数えるわけですが、残念ながら私は未だにこの新型法人の必要性が理解できておりません。今、喫緊に必要なのか、あるいはこれがないとできないことがあるのかというところが、まだ私の頭では理解できません。」（第9回検討会議事録から抜粋）という痛烈な批判があった。なぜなら、「7

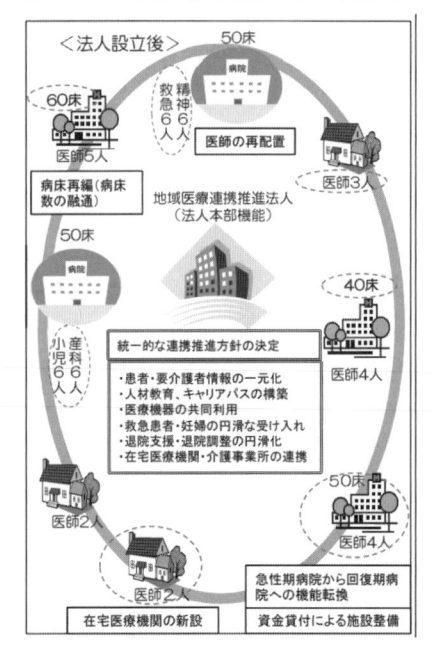

図表2-1　地域医療連携推進法人の概念図

<法人設立後>

- 50床
- 60床　医師5人
- 救急6人　精神6人
- 医師の再配置
- 医師3人
- 病床再編（病床数の融通）
- 50床
- 地域医療連携推進法人（法人本部機能）
- 40床　医師4人
- 小児6人　産科6人
- 統一的な連携推進方針の決定
  - 患者・要介護者情報の一元化
  - 人材教育、キャリアパスの構築
  - 医療機器の共同利用
  - 救急患者・妊婦の円滑な受け入れ
  - 退院支援・退院調整の円滑化
  - 在宅医療機関・介護事業所の連携
- 医師2人
- 50床　医師4人
- 医師2人
- 在宅医療機関の新設
- 急性期病院から回復期病院への機能転換
- 資金貸付による施設整備

出所：第9回医療法人の事業展開等に関する検討会資料から抜粋

図表 2-2　持分あり医療法人が形成するコングロマリットの事業構造

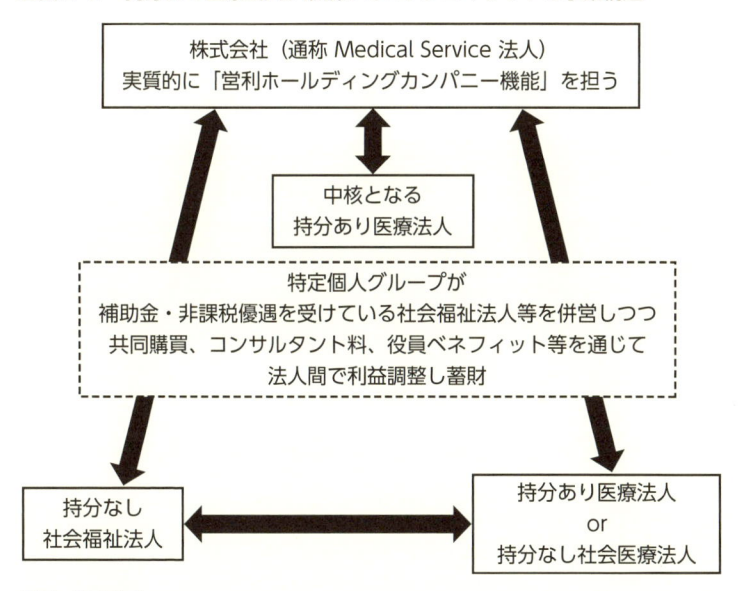

```
        ┌─────────────────────────────────────────┐
        │   株式会社（通称 Medical Service 法人）     │
        │ 実質的に「営利ホールディングカンパニー機能」を担う │
        └─────────────────────────────────────────┘
              ↑           ↕           ↑
                    ┌──────────┐
                    │  中核となる  │
                    │ 持分あり医療法人 │
                    └──────────┘
    ┌─ ─ ─ ─ ─ ─ ─ ─ ─ ─ ─ ─ ─ ─ ─ ─ ─ ─ ─ ─ ─ ─ ─ ┐
      特定個人グループが
      補助金・非課税優遇を受けている社会福祉法人等を併営しつつ
      共同購買、コンサルタント料、役員ベネフィット等を通じて
      法人間で利益調整し蓄財
    └─ ─ ─ ─ ─ ─ ─ ─ ─ ─ ─ ─ ─ ─ ─ ─ ─ ─ ─ ─ ─ ─ ─ ┘
              ↓                       ↓
    ┌──────────┐           ┌──────────┐
    │  持分なし   │ ←──────→ │ 持分あり医療法人 │
    │ 社会福祉法人 │           │      or      │
    │            │           │ 持分なし社会医療法人 │
    └──────────┘           └──────────┘
```

出所：筆者作成

ページに書かれている（筆者注：厚生労働省が検討会で最初に示した概念図）<u>非営利ホールディングカンパニー型法人というのは、たくさん現存している</u>のですよね。これと、これから練ろうとしている構想とどう違うのか、あるいは現在こういう形で運営されているコングロマリットという名前がいちいち付いていて、現在どう呼ばれているのか分かりませんが、こういう法人とどこに問題点があって、なぜこういう新しいものを持ってこないといけないのかが、よく分からない」（第4回検討会議事録から抜粋：下線筆者）からである。

つまり、第1章第2節で述べたとおり、当初、持分あり医療法人からスタートし事業拡大に成功した事業体が複数の医療法人、社会福祉法人を傘下に持ち、グループ全体の購買部門を束ねる株式会社

MS法人を設立、そのMS法人が実質親会社機能を担っているビジネスモデルはすでに多数存在するのである（**図表2-2**）。しかも、既存のグループ事業体の方が**図表2-1**の地域医療連携推進法人より経営意思決定が迅速であり競争優位にある。既存グループ事業体はオーナー一族により経営意思決定が一元化されているので、難しい経営判断の局面でも必ず意思決定がなされ問題解決に向かう。これに対して、地域医療連携推進法人は本来ライバル関係にある医療機関の寄り合い所帯であるので、新規投資などの協議で結論が出なくても目先誰も困らないという理由から、現状維持に傾きがちになるからである。

論点5　「非営利ホールディングカンパニー＝株式持株会社」ではない

　筆者が検討会の議論で一番驚いたのは、非営利ホールディングカンパニーという用語を巡って稚拙な指摘が繰り返されたことである。例えば、「名は体を表すというような言い方もありますが、そもそもこの非営利ホールディングカンパニー型法人という名称そのものが、どうしても株式会社の持ち会社というものを想起させます。」（第4回検討会議事録から抜粋）、「私は非営利ホールディングカンパニー型法人のどこに引っ掛かっているかを説明すると非営利ではありません。ホールディングという言葉が変なのと、カンパニーという言葉を入れたくないと言っている……」（第6回検討会議事録から抜粋）である。

　これは、わが国の英語教育のレベルの低さを象徴するような議論である。英語のCompanyは仲間のことであり、株式会社に限定される概念ではなく非営利組織、非政府組織、同好会など人が集まればCompanyである。Holdingも複数の組織が親子関係にあればHolding Companyであり、親子関係にある組織が営利、非営利に関係なく使われる用語である。そして米国では非営利Holding

Companyとなるための要件が内国歳入法で規定されている。安倍総理が模範例としたメイヨークリニックもこの非営利Holding Companyである。

このように誤訳に基づく和製英語にとりつかれた検討会委員は、非営利Holding Companyの親子関係の支配力、グループ求心力の源泉が資金・出資関係ではなく当該組織の理念・使命感共有に基づく人事権であることを理解できないのである。非営利会社も設立時には何らかの基本財産が必要だが、それは特定個人が請求権を持つ株式形態の資本金ではない。したがって、既存の非営利会社同士が経営統合し親子関係を締結する場合、出資関係が発生することはない。本章第3節で紹介するとおり、非営利ホールディング型地域包括ケア事業体であるセンタラヘルスケアが類似の非営利事業体を経営統合する時、原則無償で経営資源を継承するのである。これが可能なのは、非営利子会社になる事業体の役職員、それをガバナンスしている地域住民からのセンタラヘルスケアに対する信頼感が厚いからである。

論点6 非営利親会社が株式子会社を持っても非営利性は毀損されない

今回の改正法律案の中で、地域医療連携推進に役立つ業務を行う株式会社に対する出資を一定の要件の下で認めた点は評価できる。

〈改正法律案の第七章地域医療連携推進法人第二節業務から抜粋〉
第七十条の八　地域医療連携推進法人は、医療連携推進方針において、第七十条の二第四項に規定する事項を記載した場合に限り、参加法人が開設する病院等及び参加法人が開設し、又は管理する介護事業等に係る施設又は事務所に係る業務について、医療連携推進方針に沿った連携の推進を図ることを目的とする業務を行うことができる。

2 地域医療連携推進法人は、次に掲げる要件に該当する場合に限り、出資を行うことができる。
　一　出資を受ける事業者が医療連携推進区域における医療連携推進業務と関連する事業を行うものであること。
　二　出資に係る収益を医療連携推進業務に充てるものであること。
　三　その他医療連携推進業務の実施に支障を及ぼすおそれがないものとして厚生労働省令で定める要件に該当するものであること。

　株式会社は非営利法人が100％出資したものであっても、経営形態分類上は営利である。しかし、株式会社から配当金をもらったからといって親会社である非営利法人の非営利性が毀損されるわけではない。営利かどうかの判断は、「その利益が最終的に特定個人に還元されるかどうか」にかかってくる。非営利法人が受けとった配当金は特定個人にいくことはない。これは、非営利法人が金融資産を株式投資して配当金をもらう場合に非営利性が毀損しないのと同じである。ただし、その株式会社の業務が非営利法人に認められている業務である場合、法人税をとられることを考えれば100％出資株式子会社をつくることは一見合理性がない。しかし、それが認可業務であってもリスクマネーが必要な場合、企業と合弁事業として行う意味はある。また、医療介護事業体が海外進出する場合、株式会社形態が必然である。

　合弁株式会社が非営利法人と取引がないのであれば、非営利法人の利益が外に流れる可能性はほとんどない。懸念されるのは、合弁株式会社が非営利法人と取引する場合である。これは、利益相反防止の管理体制とガバナンスの強化で対応できる問題である。

論点7　地域医療連携推進法人制度スタート時に非課税優遇措置はない

　仮に医療法人経営者グループが地域医療連携推進法人を設立することを検討する場合、最も気になるのは非課税優遇を受けることができるか否かである。この点に関し検討会委員が「一般社団法人の一類型という形で今回の地域医療連携推進法人を位置付けるというお話ですが、その場合は税制上でいう非営利型法人になることができるのかを確認したいと思います。非営利型法人になると、収益事業だけ法人税課税という形になり、大きく要件としては剰余金の分配禁止、残余財産は国へ、あとは特別利益供与の禁止、同族役員3分の1という要件がいろいろあったりするのですが」（第9回検討会議事録から抜粋）と質問した。これに対する厚生労働省の回答は、「税制関係につきましては、この制度化をまず図り、これが法律の仕組みとして明確になった後に、政府部内あるいは党の関係でどういった整理をするのか、仮に何らかの優遇を求めるのであれば、税制改正要望をしていくということで、現時点ではまだ私どもは必ずしも明確に整理をしておりません。一般社団法人としての税制の取扱いがベースになると考えております。」であった。

論点8　参加法人の経営独立権を侵害する統括方法は非現実的

　改正法律案では、参加法人が重要な経営判断をする時に、地域医療連携推進法人に事前に相談することを自らの定款に記載することを認定要件としている。

〈改正法律案の第七章地域医療連携推進法人第一節認定から抜粋〉
第七十条の三　都道府県知事は、医療連携推進認定の申請をした一般社団法人が次に掲げる基準に適合すると認めるときは、当該一般社団法人について医療連携推進認定をすることができる。
　一〜十六（略）

十七　参加法人が次に掲げる事項その他の重要な事項を決定するに当たっては、あらかじめ、当該一般社団法人に意見を求めなければならないものとする旨を定款で定めているものであること。
　　イ　予算の決定又は変更
　　ロ　借入金（当該会計年度内の収入をもって償還する一時の借入金を除く。）の借入れ
　　ハ　重要な資産の処分
　　ニ　事業計画の決定又は変更
　　ホ　定款又は寄附行為の変更
　　ヘ　合併又は分割
　　ト　目的たる事業の成功の不能その他の厚生労働省令で定める事由による解散

　このように地域医療連携推進法人が参加法人を統括する方法に対しては、検討会で繰り返し疑問視する声が上がった。例えば、第9回検討会で委員と厚生労働省の間で次のようなやりとりがあった。

（委員）統括方法ですが、ここで参加法人の該当事業に係る予算等の中で、一定の関与、意見聴取、指導あるいは協議承認となっており、持ち分ありの法人の役員の選任を書いていますが、持分のある法人に対しての役員の選任あるいは重要資産の処分などが、果たしてできるのかということが一つ疑問に思います。それと公立病院・公的病院の扱いはわかりませんが、例えば公的にしても、済生会とかいろいろあると思います。そういう病院に対しても資産の処分や役員の選任ということで、本当に協議・承認は可能なのか、かなり疑問ですが、その辺りのお考えを聞かせていただければと思います。
（厚生労働省）私どもとしましては、ご指摘のあった公立病院等も含めて、地域医療連携という観点から見れば、できる限り医療機関

を経営する非営利法人が広く利用可能な制度にしたいということです。一方でそれぞれの法人の設立の趣旨、法律あるいは規制の趣旨から見て、どこまでがこういう関与の強さに馴染むのか、あるいはどこまでの重要事項がこうした手続にかからしめるのが適当かということにつきましては、運用上の問題としてさらに整理をしていきたいということで、ここに書いてあるからといって、すべての法人について、個別の事項が運用上、すべてに馴染むと申し上げているわけではないということをご理解いただければと思います。

(委員) わかりました。これは先ほどの社会福祉法人と同じように医療法人でも同じですし、あるいは他の出資母体でも同じなので、このような規制というのは普通は考えられない。それぞれの法人が責任を持って経営しているわけで、そこでこのような所まで関与されると、経営者にとってもかなり負担が大きいというか、無理がかかるのではないかという気がしております。

論点9 医療機関過密地域では、地域医療連携推進法人が競争激化を招く

今回の医療法改正の主目的は、医療機関相互間の機能の分担及び業務の連携を推進することにある。言い換えれば、地域医療に競争より協調のメカニズムを醸成することにある。しかし、この点に関して検討会委員から鋭い疑問が呈された。

〈第9回検討会議事録から抜粋〉
「私は大阪の私立病院協会の仕事もしております。私自身が大阪のほぼ中心部で病院を営んでいることもありまして、その近辺は病院が非常に過密地帯です。大体車で30分で行ける距離に250を超す病院があり、診療所の数は4,000を超えます。その中にあって、最近10年間を見ていますと、自然にお互いの機能分化、役割分担ができつつあるように私は思っております。ただ今回、新型法人に

よって競争より協調と言われていますが、医療機関の少ないエリアでしたら、それは正に当てはまるかなと思いますが、医療機関の過密な所に幾つかのこうした新型法人ができたときに、競争より協調ではなくて、協調より競争になるのではないかという危惧があります。」

(下線筆者)

論点10　病床過剰地域では、病床融通特例措置の効果薄

また、法律案要綱には競争から協調への促進策の一つとして次の記述がある。

〈第二改正の要点の一の3　都道府県知事による監督等の医療法人に関する規定の準用等の二〉
都道府県知事は、地域医療連携推進法人の病院等相互間の機能の分担及び業務の連携を推進するために必要なものであること等の条件に該当すると認めるときは、地域医療構想の推進に必要であると認める病院間の病床の融通を許可することができるものとすること。

これは、地域医療連携推進法人の参加法人間で病床の機能分担を行う場合に、全体の病床数を維持することを認める特例を設けるということである。この特例措置は、病床不足の地域では柔軟に機能分化を図るツールとして意味を持つかもしれない。しかし、病床過剰地域で病床数を維持したところで、何ら収益改善は保証されない。例えば、基準病床8,400に対して現状1万4,900床と6,500床もオーバーしている県がある。このような経営環境の下で病床数維持に固執することは経営戦略として誤りである。

国公立病院改革をターゲットとした場合の法改正の潜在的意義

　本節冒頭に述べたとおり、「地域医療連携推進法人に参加できる事業体に法人格がない公立病院も含まれる」という点について厚生労働省と総務省が合意した結果、地域医療連携推進法人が実際につくられる時に、そのメインターゲットが民間医療法人改革から大学附属病院・国公立病院改革に転換する可能性がある。筆者が提言し続けてきた非営利ホールディングカンパニーは大学附属病院、国公立病院を改革するスキームであるから、この転換は大歓迎である。もともと2014年6月に発表された「日本再興戦略」改訂2014にも、この正しい改革の方向が書き込まれていた。

〈「日本再興戦略」改訂2014から抜粋②〉
　その制度設計に当たっては、産業競争力会議医療・介護等分科会中間整理（平成25年12月26日）の趣旨に照らし、当該非営利ホールディングカンパニー型法人（仮称）への多様な非営利法人の参画（自治体、独立行政法人、国立大学法人等を含む）、意思決定方式に係る高い自由度の確保、グループ全体での円滑な資金調達や余裕資金の効率的活用、当該グループと地域包括ケアを担う医療介護事業等を行う営利法人との緊密な連携等を可能とするため、医療法人等の現行規制の緩和を含む措置について検討を進め、年内に結論を得るとともに、制度上の措置を来年中に講ずることを目指す。

　さらに、大学附属病院が担っている教育、研究、臨床機能を維持向上するための措置を講ずることを前提に、非営利ホールディングカンパニー型法人制度（仮称）を活用した他の病院との一体的経営実現のために大学附属病院を大学から別法人化できるよう、大学附属病院の教育・研究・臨床機能を確保するための措置の具体的内容、別法人化に向けた必要な制度設計について、非営利ホールディング

カンパニー型法人制度（仮称）の検討内容等を踏まえつつ検討を進め、年度内に結論を得るとともに、制度上の措置を来年度中に講ずることを目指す。あわせて、自治体や独立行政法人等が設置する公的病院が非営利ホールディングカンパニー型法人制度（仮称）に参画することができるよう、必要な制度措置等について検討する。

　しかし、大学附属病院、国公立病院の地域統合とはまったく異質の医療法人と社会福祉法人のグループ化という仕組みの検討を優先させる誤誘導があったために、混乱が生じたのである。

第2節 改革の主役を社会医療法人に

社会医療法人を非営利ホールディング型法人に進化させる

　筆者は、安倍総理が指示した非営利ホールディングカンパニー型法人をつくり、わが国の医療提供体制の生産性向上を図る方法として、社会医療法人制度の活用が有望だと主張してきた。社会医療法人とは、2006年改正医療法に基づき2007年4月から新設された医療法人の類型である。

〈医療法第四十二条の二から抜粋〉
　医療法人のうち、次に掲げる要件に該当するものとして、政令で定めるところにより都道府県知事の認定を受けたもの（以下「社会医療法人」という。）は、その開設する病院、診療所又は介護老人保健施設（指定管理者として管理する病院等を含む。）の業務に支障のない限り、定款又は寄附行為の定めるところにより、その収益を当該社会医療法人が開設する病院、診療所又は介護老人保健施設の経営に充てることを目的として、厚生労働大臣が定める業務（以下「収益業務」という。）を行うことができる。
　一　役員のうちには、各役員について、その役員、その配偶者及び三親等以内の親族その他各役員と厚生労働省令で定める特殊の関係がある者が役員の総数の三分の一を超えて含まれることがないこと。
　二　社団たる医療法人の社員のうちには、各社員について、その

社員、その配偶者及び三親等以内の親族その他各社員と厚生労働省令で定める特殊の関係がある者が社員の総数の三分の一を超えて含まれることがないこと。
三　財団たる医療法人の評議員のうちには、各評議員について、その評議員、その配偶者及び三親等以内の親族その他各評議員と厚生労働省令で定める特殊の関係がある者が評議員の総数の三分の一を超えて含まれることがないこと。
四　救急医療等確保事業（当該医療法人が開設する病院又は診療所の所在地の都道府県が作成する医療計画に記載されたものに限る。）に係る業務を当該病院又は診療所の所在地の都道府県において行っていること。
五　前号の業務について、次に掲げる事項に関し厚生労働大臣が定める基準に適合していること。
　イ　当該業務を行う病院又は診療所の構造設備
　ロ　当該業務を行うための体制
　ハ　当該業務の実績
六　前各号に掲げるもののほか、公的な運営に関する厚生労働省令で定める要件に適合するものであること。
七　定款又は寄附行為において解散時の残余財産を国、地方公共団体又は他の社会医療法人に帰属させる旨を定めていること。

　このように社会医療法人の認定を受けるためには、残余財産に対する請求権を放棄して非営利性を徹底させると同時に、救急医療、へき地医療、災害医療など公益性の高い医療を実施していなければならない。社会医療法人制度創設が検討されている時期に厚生労働省担当官と何度も意見交換したことが懐かしく思い出される。その時の結論の一つは、社会医療法人を将来における公立病院の改革、民営化の受け皿にするということである。その政策提言を解説した拙著『医療改革と統合ヘルスケアネットワーク』（河野圭子共著、

東洋経済新報社、2005年）では、「兵糧攻めにすれば自治体病院はIHN化に向かう」と記した。また、「地域医療提供体制改革の成否を握るキーパーソンは知事である」という趣旨のことも書いた。本書第4章で説明するとおり、地域医療構想等に基づき地域医療制度運営に係る知事の権限と責任が強化される。地域医療連携推進法人に、自治体が設置者である公立病院も参加できるようにするということは、知事の力量が一層問われるということなのである。

　このような非営利ホールディングカンパニー型セーフティネット事業体が機能し競争力を高めるためには、次節で紹介する米国のセンタラヘルスケアのように、グループ全体の重要事項（特に投資計画）の決定権限を親非営利会社の理事会に集中させ、子会社理事会の権限をそれ以外の事項に限定する仕組みが好ましい。また、医療周辺業務で追加財源獲得を可能にするため、改正法律案第七十条の八で規定したように株式子会社を認めるべきである。

　なお、今回の改正法律案には社会医療法人に対する次の規制緩和が盛り込まれている。

〈医療法の一部を改正する法律案の概要から抜粋〉
2．医療法人制度の見直し
　（1）〜（2）省略
　（3）社会医療法人の認定等に関する事項
　○二以上の都道府県において病院及び診療所を開設している場合であって、医療の提供が一体的に行われているものとして厚生労働省令で定める基準に適合するものについては、全ての都道府県知事ではなく、当該病院の所在地の都道府県知事だけで認定可能。
　○社会医療法人の認定を取り消された医療法人であって一定の要件に該当するものは、救急医療等確保事業に係る業務の継続的な実施に関する計画を作成し、都道府県知事の認定を受けたと

きは収益業務を継続して実施可能。

社会医療法人の2013年度財務データが語ること

　筆者は、2014年10月1日現在認定されている社会医療法人234すべての2013年度財務諸表を集めて集計分析を行った。234法人の売上高合計は1兆6,000億円、平均経常利益率3.85％と社会医療法人全体としては業績良好である。しかし、**図表2-3**のとおり売上高規模と経常利益率には大きな格差がある。特に2013年度に経常利益率がマイナスであった社会医療法人30の中には、2014年4月の診療報酬改定で赤字拡大に陥ったところがある様子であり、2016年以降の診療報酬改定が厳しいものとなれば、存続できな

図表2-3　社会医療法人234の2013年度業績分布
〈売上高合計1兆6,000億円、平均経常利益率3.85％〉

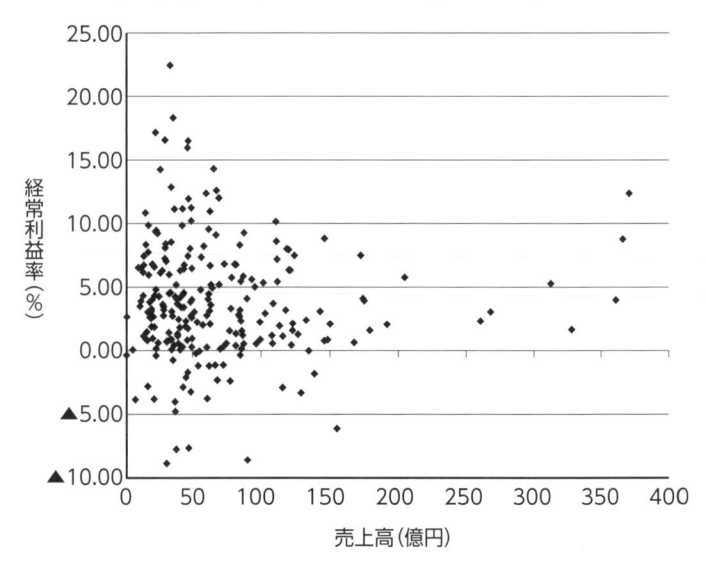

出所：各社会医療法人の財務諸表を収集し筆者作成

なる可能性がある。

図表2-4は、売上高上位20の社会医療法人の財務データ比較である。234の社会医療法人のうち社会福祉法人を併営しているところが55ある。社会福祉法人と合わせた売上合計では、大阪府南部で事業展開する社会医療法人生長会が405億円と最大である。ただし、社会医療法人売上高トップの財団池友会（福岡県）は、グループ内に社会福祉法人はないが前述した一般社団法人巨樹の会（2011

図表2-4　社会医療法人売上高上位20（2013年度）

	法人名	売上高（百万円）	経常利益率（%）	総資産（百万円）	純資産の割合（%）	グループ内社福収入（百万円）
①	財団池友会	37,099	12.3	38,202	55.1	0
②	木下会	36,596	8.8	36,012	55.1	0
③	生長会	36,106	4.0	39,166	44.6	4,348
④	財団石心会	32,791	1.7	30,964	22.0	不明
⑤	愛仁会	31,244	5.3	48,028	88.2	3,347
⑥	雪の聖母会	26,788	3.0	35,992	57.1	404
⑦	ジャパンメディカルアライアンス	26,053	2.3	15,121	24.4	2,104
⑧	財団白十字会	20,459	5.8	19,354	37.3	1,324
⑨	友愛会	19,175	2.1	15,766	6.4	0
⑩	財団慈泉会	17,901	1.6	21,176	12.1	484
⑪	母恋	17,499	4.0	17,815	19.9	0
⑫	杏嶺会	17,400	4.1	19,143	23.1	0
⑬	天神会	17,242	7.5	19,712	31.6	0
⑭	河北医療財団	16,766	0.6	10,568	22.2	0
⑮	近森会	15,512	▲6.1	24,968	6.1	504
⑯	財団大和会	15,001	2.1	13,304	19.5	0
⑰	大雄会	14,826	0.9	16,440	5.0	0
⑱	厚生会	14,599	8.8	21,119	86.2	3,879
⑲	敬愛会	14,583	0.8	10,544	62.7	0
⑳	きっこう会	14,280	3.1	20,040	41.1	740

年3月期売上高52億円)を持っているため、医療介護福祉事業体として社会医療法人の中で第1位であることは揺るがない。

社会医療法人には、特別養護老人ホーム経営を認めることで、社会福祉法人との合併を可能にすべきである。社会福祉法人を併営する社会医療法人経営者によれば、両法人を人事、経理面で明確に区分しなければならないことがグループ経営の効率化の障害になっているとのことである。

「厚生連が社会医療法人化を検討」は誤報道

農林水産省が第189回国会に提出した農業協同組合法等の一部を改正する等の法律案の中に、次の条文が新設として記載されている。

〈第四章組織変更第四節医療法人への組織変更〉
第八十七条　組合(第十条第一項第十一号又は第十二号の事業(これらの事業に附帯する事業を含む。)のみを行う組合であって、病院(医療法(昭和二十三年法律第二百五号)第一条の五第一項に規定する病院をいう。)、医師若しくは歯科医師が常時勤務する診療所(同法第一条の五第二項に規定する診療所をいう。)又は介護老人保健施設(介護保険法(平成九年法律第百二十三号)第八条第二十八項に規定する介護老人保健施設をいう。)を開設するものに限る。以下この節において同じ。)は、その組織を変更し、社団である医療法人になることができる。

この新設第八十七条について同法律案要綱が、「病院等を開設する組合は、その組織を変更し、医療法人になることができるものとし、総会員による組織変更計画の同意、都道府県知事の認可その他の組織変更の手続きについて定めるとともに、組織変更に当たり社会医療法人の要件に該当することについて都道府県知事の認定を受

けることができるものとすること。」と解説している。すなわち、医療と高齢者福祉事業を行っている厚生連が社会医療法人に転換することを可能にする改正なのである。そのため厚生連が農協改革の流れの中で社会医療法人化を積極的に検討しているような報道も法律案公表前からあった。しかし、筆者が厚生連首脳に確認したところ、「規制改革会議が進めた改革であり、厚生連として社会医療法人化を検討する意思はまったくない」との回答であった。

　厚生連の全国団体である全国厚生農業協同組合連合会（JA全厚連）のホームページによれば、農協の厚生事業は、産業組合法（1900年制定）のもと、1919年に窮乏する農村地域の無医地区の解消と低廉な医療供給を目的として、島根県鹿足郡青原村の信用購買販売生産組合が医療事業を兼営したのが始まりである。その後、この運動が全国的に広がり、1947年に公布された農業協同組合法のもとで1948年にその事業を厚生連が継承し発展を遂げたのである。医療事業体としては、1951年に医療法31条に規定する公的医療機関の指定を受けており、医療提供体制上は国公立病院と同格の位置付けである。ただし、厚生連の行う医療保健業が法人税等非課税措置の適用を受けるようになったのは1984年、高齢者福祉事業が同措置適用になったのは1998年からである。また、2007年には厚生連による特別養護老人ホームの直接設置が可能になった。

　厚生連の数は34であるが、栃木県内にJA上都賀厚生連とJA佐野厚生連の2つがあるため、厚生連のある都道府県数は33である。厚生連全体の病院数は2014年末時点で107。その業績を合計した財務諸表が農林水産省「農業協同組合及び同連合会一斉調査」として公開されており、2012年度の事業収益（売上高）は7,268億円。内訳は医業収益6,978億円、施設運営収益129億円、訪問看護収益42億円、老人福祉事業収益33億円、その他収益86億円で、経常利益4億8,000万円（同利益率0.07％）である。

　34ある厚生連の事業規模はさまざまであり、病院数が多く当該

医療圏で中心的役割を果たしているのは長野厚生連（2013年度事業収益896億円）、北海道厚生連、秋田厚生連、新潟厚生連、愛知厚生連などに限られ、病院がなく診療所のみの厚生連は12ある。したがって、社会医療法人に求められる公益性を維持できる厚生連はごく一部であり、厚生連という制度全体から見ると法改正で社会医療法人に転換できるようにしてもらうメリットは小さい。

そこで規制改革会議農業ワーキング・グループでこの問題がどのように審議されたかを調べたところ、2015年2月10日に開催された第23回議事録に記載があった。同会議で使われた農林水産省提出資料「与党取りまとめを踏まえた法制度等の骨格」では、厚生連が行っている医療事業について「厚生連は、公的医療機関として地域に必要な医療サービスを提供する上で員外利用規制がネックとなる場合には、この規制がなく非課税措置を継続できる社会医療法人に転換することを可能とする。」と指摘した上で、「病院等を設置する厚生連について、その選択により、社会医療法人に組織変更ができる規定を置く。」と結論付けている。このうち員外利用規制とは、農協法で医療事業について組合員外利用を組合員の事業利用分量の100分の100に制限していること指す。

しかし、厚生連の医療施設も医師法第19条（応招義務等）の適用を受け、診察治療の求めがあった場合には正当な事由がなければこれを拒むことはできない。つまり、100分の100制限はよい意味で形骸化しているのである。そもそも厚生連が医療で果たしている機能を応援するのであれば、社会医療法人への転換より無意味な100分の100制限を廃止する方が規制改革として賢いように思われる。また、社会医療法人に転換すると、2007年に認められた特別養護老人ホームが経営できなくなる。社会医療法人には未だ特別養護老人ホームが認められていないからである。

厚生連の中には長野厚生連のように国公立病院以上に公益機能を果たし、アベノミクスが目標とする予防による医療費節約と健康向

上を実践してきた事業体もある。また、長野厚生連は安倍総理がダボス会議で言及した非営利ホールディングカンパニーに最も近い事業体の一つである。したがって、今回の法改正を活かし厚生連に社会医療法人化を促すためには、前節で述べたように、国公立病院の民営化、社会医療法人化の改革をまず進め、社会医療法人をセーフティネット事業体の経営形態の中心にすえ、その事業体に対して追加財源獲得につながる規制改革を行うというような政策の流れが必要と思われる。

第3節 地域住民の支持で急成長するIHNから学ぶ

米国の代表的IHN、センタラヘルスケアの沿革

　わが国がこれから構築を目指す地域包括ケア事業体の経営形態、ガバナンス、ビジネス戦略のあるべき姿を考察する際、米国バージニア州ノーフォークに本部を置くセンタラヘルスケアが非常に参考になる。センタラヘルスケアは、全米に500以上あるIHN（Integrated Healthcare Network：統合ヘルスケアネットワーク）の経営力評価ランキングで常にトップテンに入っている事業体であることに加えて、2000年以降、米国のIHNを調査してきた筆者の知る限り、外部研究者に対して経営情報を信じられないほどオープンに開示してくれる唯一のIHNだからである。ハーバード大学マイケル・ポーター教授の名著『Redefining Health Care: Creating Value-Based Competition on Results』（邦訳『医療戦略の本質』、日経BP社、2006年）でもセンタラヘルスケアがモデル事業体として取り上げられていた。

　センタラヘルスケアの歴史は、1888年、東海岸バージニア州ノーフォークに25床の患者収容所がつくられたことから始まる。この患者収容所が現在のセンタラヘルスケアの旗艦（Flag Ship）病院であるノーフォーク総合病院（525病床）の前身である。記録によれば、当時は全米に類似の医療施設が178（1873年調査）しかなかった時代である。ノーフォークは世界最大の海軍基地の町であり、1853年に黒船来航したペリー提督もこのノーフォークが出発地であった。患者収容所設立から125年経った2013年に、医療事

業体としての発展の歴史を刻んだ『Celebrating the Past, Creating the Future』が発刊された。

　この125周年記念誌によれば、医療事業体としての飛躍的成長が始まったのは1971年にグレン・ミッチェルがノーフォーク総合病院のCEOに就任してからである。まず、1972年6月、ノーフォーク総合病院がリー記念病院と合併しMedical Center Hospitalsという名称の事業体になった。両病院は各々理事会を持ち経営の独立性を保ったが、合同理事会を設置し新規投資や事業戦略面でグループとして調整を行った。この合併は、米国における非営利民間病院経営統合のモデルになったとのことである。

　1980年代初頭までにMedical Center Hospitalsの評判は高まっていた。しかし、医療コストが高まる一方で診療報酬抑制の動きが始まり、地域社会からの慈善医療に対するニーズも膨らんできた。そのような中、ミッチェルが1981年に「営利医療事業体との競争の脅威への対応が大きな経営課題である」と宣言、財務面と地域住民ニーズに応えるため組織改革検討に着手した。その結果、1983年1月、Alliance Health Systemという非営利ホールディングカンパニーを設立した。これが、病院経営会社からIntegrated Healthcare Systemへの転換の始まりである。また、後に合併することになるバージニアビーチ総合病院も同年、非営利ホールディングカンパニーTidewater Health Care, Inc.を設立した。両者は同時期に在宅ケアとナーシングホーム事業への本格的取り組みも開始した。

　加えてAlliance Health Systemは、自らの職員のためのHMO（Health Maintenance Organization：包括前払い型医療保険の一種）を設立、その後すぐに地域企業にHMOを販売することを検討、1984年秋に非営利HMOであるOptima Health Planを設立した。これにより医療提供部門と医療保険部門を連結経営する事業体になった。

1987年までに施設数が増え、提供するサービスも多様化してきたため、グループ全体をイメージできる新時代にふさわしいブランド名が必要となった。そこでコンサルタント会社を使い吟味した結果、同年8月にAlliance Health SystemからSentara Health Systemに名称変更した。なお、SENTARA（センタラ）は語呂合わせの結果をフィーリングで選んだものであり、英語としての意味はない。

　1991年8月、ライバルであった株式会社病院チェーン大手Humanaからベイサイド病院を買収、バージニアビーチ地域に進出した。1994年になるとTidewater Health Careが自分たちのMedical Group（医師を構成員とする組織で法人格を有する）を組成した。センタラも63名の独立開業医をメンバーとするSentara Medical Groupをつくった。この時、CEOミッチェルは「この地域で一流と評判の医師を取り込むことで地域医療を向上させることができる。センタラが彼らの保険会社との交渉、事務管理を肩代わりする」と発言している。そしてミッチェルは、66歳になった1995年にCEOを退任、現在のCEOであるデイビッド・バーンに後を託した。センタラは、バーンの下で成長を加速することになる。

センタラヘルスケアの組織構造とガバナンス

　センタラヘルスケアは、1997年に組織構造とガバナンスの仕組みを大改革した。**図表2-5**が改革前である。事業部門または病院ごとに理事会が設置される形であり、親会社機能を果たす理事会Sentara Health System Boardの下に6つの子理事会があり、子理事会の権限もかなり強いものであった。しかし、これでは経営意思決定が遅いという弊害が発生した。そこで**図表2-6**のように、権限の強い子理事会をすべて廃止し、投資計画や幹部職員人事など重要事項の決定権限を親非営利会社の理事会に集中する体制に変革した。

図表2-5　センタラヘルスケアの1997年以前のガバナンス構造

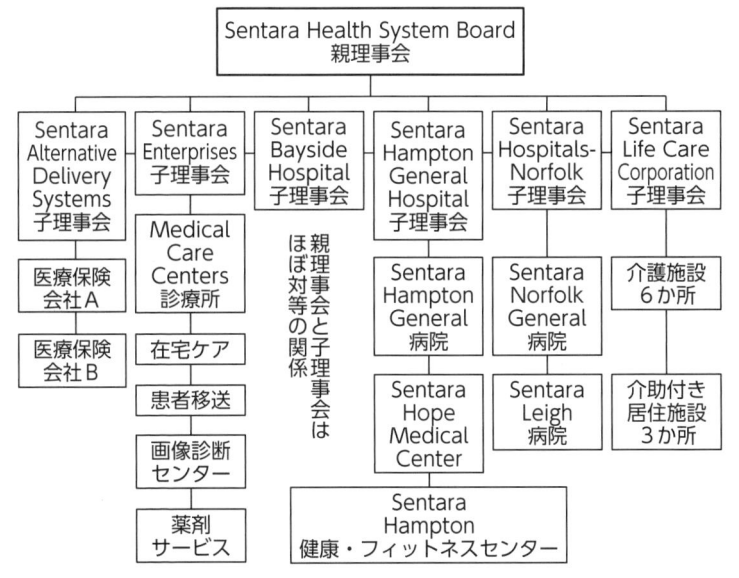

```
                        Sentara Health System Board
                                親理事会
    ┌──────────┬──────────┬──────────┬──────────┬──────────┬──────────┐
  Sentara    Sentara    Sentara    Sentara    Sentara    Sentara
Alternative Enterprises Bayside   Hampton   Hospitals-  Life Care
 Delivery    子理事会   Hospital   General    Norfolk   Corporation
 Systems               子理事会    Hospital   子理事会    子理事会
 子理事会     Medical              子理事会
             Care                           
  医療保険   Centers    親理事会と子理事会はほぼ対等の関係  介護施設
  会社A     診療所      Sentara    Sentara    6か所
                       Hampton    Norfolk
  医療保険   在宅ケア    General    General   介助付き
  会社B                 病院       病院      居住施設
             患者移送                         3か所
                       Sentara    Sentara
             画像診断   Hope       Leigh
             センター   Medical    病院
                       Center
             薬剤
             サービス   Sentara Hampton
                       健康・フィットネスセンター
```

出所：センタラヘルスケア125周年記念誌等より筆者作成

　また、Executive Councilを新設した。これは、CEOを含む上席経営執行役員8名をメンバーとする経営会議である。非営利親会社理事会の機能はガバナンスであり、17名の理事のうちCEOを除く16名は非常勤の地域住民代表理事である。そのため、経営実務上の重要課題を迅速に方向付けする目的でExecutive Councilを設置したのである。

　なお、非営利ホールディングカンパニーであるセンタラヘルスケアの組織構造を正確に理解する上でのポイントは、次のとおりである。

①地域住民代表理事は全員非常勤・無報酬であり、医療経営専門家であるCEOに経営委任している。また、地域住民代表理事の選

第2章　非営利ホールディング型法人を絵に描いた餅にするな

図表2-6　センタラヘルスケアの現在のガバナンス構造

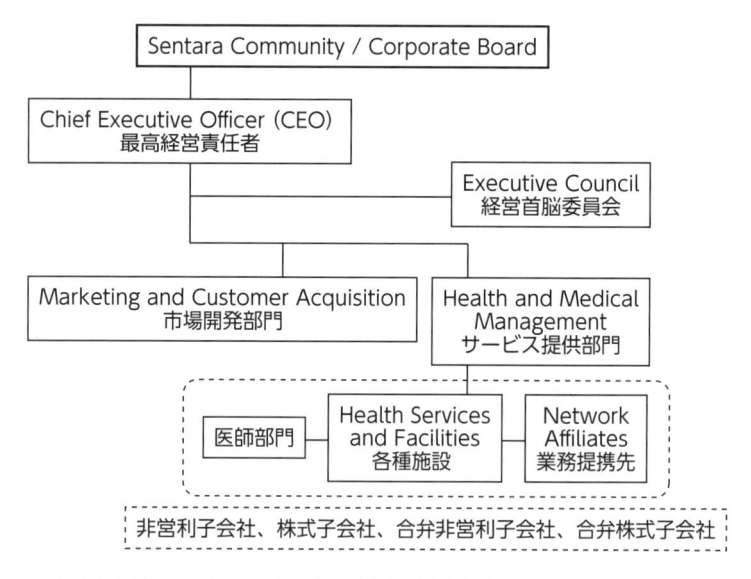

```
┌─────────────────────────────────────────────┐
│   Sentara Community / Corporate Board       │
└─────────────────────────────────────────────┘
                    │
┌──────────────────────────────┐
│ Chief Executive Officer (CEO)│
│       最高経営責任者          │
└──────────────────────────────┘
           │        ┌──────────────────────┐
           │        │  Executive Council   │
           │        │     経営首脳委員会    │
           │        └──────────────────────┘
           │
┌─────────────────────────────┐  ┌──────────────────────┐
│ Marketing and Customer      │  │ Health and Medical   │
│ Acquisition                 │  │ Management           │
│       市場開発部門           │  │   サービス提供部門    │
└─────────────────────────────┘  └──────────────────────┘
                          ┌───────────┬──────────────────┬──────────────┐
                          │  医師部門  │ Health Services  │  Network     │
                          │           │ and Facilities   │  Affiliates  │
                          │           │    各種施設      │  業務提携先   │
                          └───────────┴──────────────────┴──────────────┘
┌──────────────────────────────────────────────────────────────────┐
│  非営利子会社、株式子会社、合弁非営利子会社、合弁株式子会社         │
└──────────────────────────────────────────────────────────────────┘
```

出所：センタラヘルスケア125周年記念誌等より筆者作成

　考は、地元有力者の集まりである評議員会が設置する理事選考委員会で行われる。

②非営利親会社であるSentara Healthcareは、傘下に非営利子会社、100％出資株式子会社、非営利合弁子会社、合弁株式子会社を有している。なお、100％出資株式子会社の例としては施設管理会社がある。

③病院には非営利親会社直営のものと、自ら法人格を持つ非営利子会社に属するものの2種類がある。

④非営利親会社の幹部が各子会社の理事会メンバーになることで、非営利親会社のコントロール力を高めている。例えば、保険子会社Optima Healthの理事会議長は非営利親会社のCEOであるバーン氏である。

このようにして非営利親会社であるSentara Healthcareが多くの非営利子会社をコントロールできているのは、株式持株会社のような資本・資金関係ではなく、非営利子会社幹部に対する人事権である。これは、センタラヘルスケアの資産がすべて地域社会全体の共有財産であり、個人的利益を追求する余地がまったくないことから成立する仕組みである。

非営利IHNの合併が無償で進むケーススタディ

ケーススタディ1　強者が弱者に理事会メンバー枠を多く与える

　センタラの好敵手Tidewater Health Care は順風満帆の経営を続けていた。外来サービスを充実させ、開胸手術でも評判を得ていた。しかし、CEOであったダグラス・ジョンソンは、センタラのCEOバーンがそうであったように医療産業の構造変化が続くと予想していた。そして、「大変革を成し遂げるには、好調な時ほどよい」ということを知っていた。そこで、ジョンソンは両者が一緒になることをバーンに提案した。

　センタラにとってバージニアビーチ地域で事業拡大することは1980年代初頭からの重要経営課題であり、1991年にHumanaからベイサイド病院を買収しただけでは不十分だった。そして、同地域ではTidewater Health Careのバージニアビーチ総合病院が圧倒的に強かった。バーンは同病院の医療の質を高く評価していた。

　ジョンソンとバーンは合併協議を開始して、両事業体に共通点が多いことを確認した。組織カルチャー、価値観、非営利の地域理事会によるガバナンスが類似しており、理事の一部の出身母体が同じ法律事務所、銀行であった。優れた医師を集めて地域住民に質の高い医療を提供することを目指していることも同じ。合併した方がバージニアビーチ地域の人々にメリットが大きいのは明らかであった。

合併に向けた唯一の問題は、職員数 1 万人のセンタラの方がTidewater Health Careより 5 倍大きいことであった。そこでセンタラのCEOバーンが出した結論は、センタラの理事会メンバー枠の半数をTidewater Health Careに与えることである。この英断にはリスクがあったがセンタラ側の理事全員が賛成、1998年 6 月、両事業体が合併した。存続事業体であるセンタラの名称もSentara Health SystemからSentara Healthcareに変更した。

ケーススタディ2　中小規模では、加速する医療技術進歩に追随できない

　センタラの医療圏に隣接する他地域のコミュニティ病院のリーダーたちは、「より大きな事業体に参加することが、よりよい医療をより安く提供することに貢献する」と知っていた。例えば、ウイリアムズバーグ・コミュニティ病院である。同病院とセンタラは1996年にパートナーシップを締結した。それが非常にうまくいったので2002年に合併した。

　ハンプトンローズ地域の南に位置しているルイーズオビッシ病院は、この合併を眺めていた。この病院とセンタラは1980年代に合併を検討したことがあったが、その時は同病院の経営が非常に順調だったので見送られた。しかし、1990年代末近くになると、彼らの医療施設は時代遅れになっていた。そこで、新病院を2002年に建設した。それはITを駆使した斬新な設計の最先端病院であったが、投資額8,500万ドルは非常に重たい負担だった。結果的に約6,000万ドルの負債となった。医療技術進歩が加速する21世紀に質の高い医療を維持し続けるためには、パートナーを必要とした。そこで、同病院がセンタラとの協議を再開、両者とも非営利でありコミュニティに深く根を下ろしていること、使命、価値観で共通点が大きかったことから2006年に合併した。

ケーススタディ3 リーマンショックの景気後退が
中小IHN経営者に決断を促した

　この合併は、センタラの経営戦略上非常に重要な意味を持っていた。なぜなら、これによりハンプトンローズ地域における理想的な施設配置が完成したからである。次の課題は、「ハンプトンローズ地域の外の医療圏に進出すべきかどうか」であった。その時、保険子会社であるOptima Healthはすでに外の医療圏に進出していた。しかし、医療圏を拡大するとなるとより大きな投資が必要になる。センタラ経営陣は、過去10年間の成長によって自分たちを次なる成長に導くレバレジとなる専門能力とインフラが整っていると判断した。

　そこで、2006年戦略計画でハンプトンローズの外に事業展開することを決定、同時に持続的成長のための基準を3つ定めた。「コミュニティのセーフティネットを傷付けないこと」、「新しいサービスを創造する、コスト削減、質向上のいずれかによってコミュニティに対して実のある価値を付け加えること」、「いかなる成長も他の病院またはヘルスシステムとのパートナーシップによって達成すること」の3つである。この方針に基づき、センタラはその候補となる医療事業体と話し合いを開始した。そして2008年、リーマンショックを契機とする景気後退が起こった。その結果、候補となる医療事業体たちがセンタラの申し出検討を真剣に開始した。

　その具体例の一つがバージニア州北部にあるポトマック病院である。同病院は2006年に新病院の建て替えを完了していたが、プレジデントであるビル・モスは単独施設経営を続けることは難しいと考えていた。そこに2008年の景気後退が起き単独施設経営はもはや不可能と判断、2009年初めに29の医療事業体に合併検討の申し入れを行った。その中にセンタラも含まれていたのである。センタラのCEOバーンはバージニア州病院協会でモスとよく会っている間柄だった。バーンは、ポトマック病院が医療の質向上に熱心に取

り組み、地域に根付いた医療提供に尽力していることを知っていた。バージニア州北部の病院の中でポトマック病院がセンタラのパートナーの有力候補だった。そこで、センタラ側がポトマック病院に対して「合併すれば専門医確保、がんの放射線治療機能の強化、整形外科部門と心血管部門の強化に協力する」ことを約束、両者は2009年12月に合併した。合併後にセンタラが開発したeCare（地域医療でITをフル活用する仕組み）をポトマック病院地域に導入、最新鋭外来センターも新設した。そしてポトマック病院の名称をSentara Northern Virginia Medical Centerに変更した。これは、同病院をセンタラがバージニア州北部地域本部と位置付けたことを印象付けるためである。

バージニア州北部にあるRMHロッキングハム記念病院も、ポトマック病院やルイーズオビッシ病院と同じような状況にあった。新病院建設の当初見積額は1億5,000万ドルだったが、2010年6月に完成した時の投資額は3億ドルに膨れ上がっていた。RMHの財務内容は良好であったが、経営者たちは単独で生き残ることは難しいと考えていた。RMHのプレジデントであったカーター・メルトンも、バージニア州病院協会の活動を通じてバーンと親しい関係にあった。そして、センタラの経営成果を見続けてきた。メルトンは、センタラの経営革新力が全米一であると評価していた。彼は2008年に引退したが、その後継者であるジム・クラウスがメルトンの考えを引き継ぎ、10あったパートナー候補の中からセンタラを選んだ。両者は2011年5月に合併した。

その後すぐに、センタラはバージニア州西部にも事業拠点を獲得することになった。マーシャジェファーソン病院である。この病院は、2002年に全米ベスト病院の一つに選ばれた優良病院である。しかし、今ある場所ではこれ以上施設拡張ができない状況にあった。そこで新病院建設を決定、その具体的内容を詰めるために外部のさまざまな組織にアドバイスを求めた。その際、CEOジム・ハーデ

ンは、センタラだけはいつも適切な助言をくれる上に一切見返りを求めないことに感銘を受けた。新病院建設が始まった2008年に景気後退があり、たとえ現在経営が順調でも単独病院経営ではいずれ行き詰ると感じた。そこでセンタラとパートナーシップ締結の話し合いを開始した。しかし、協議を開始してすぐに「パートナーシップに基づく緩い提携より合併して完全に一体化すべき」と判断、2011年6月に合併した。ハーデンはインタビューで、「なぜ合併したのかって？ それはセンタラと合併することで自分たちの病院がよりよくなるからだ」と発言している。

地域住民の利益を最優先に考え、重複投資を回避

2007年にセンタラとその好敵手ボンセカーズ・ハンプトンローズ・ヘルスシステムが共にバージニアビーチ地域南部に新病院計画を発表した。しかし、両者が競って2つの新病院を建てるより、より大きく総合的な病院1つをつくる方が地域住民にとって得策であるとの結論になり、両者は協力することになった。そして2011年8月、センタラ・プリンセスアン病院がオープンした。つまり、同病院は非営利合弁子会社である。ちなみに、建設費用の負担配分はセンタラ80％、ボンセカーズ20％、運転資金の負担配分はセンタラ70％、ボンセカーズ30％である。

この病院の医療圏にはノースカロライナ州北部のコミュニティも含まれている。スタート時の病床数は160であるが、将来、入院医療ニーズが拡大した時に備えて、病院建物の上に追加の建物を継ぎ足すことができるように柱が組み込まれている。

このようにライバル関係にある非営利医療事業体同士が話し合いにより重複投資回避ができるのも、両事業体の経営意思決定の最高判断基準が「地域住民の利益」で共通しているからである。

センタラヘルスケアの収支構造

　センタラヘルスケアの収支構造は、医療機関、医療保険会社、資産運用会社の3つが合体した仕組みになっている。その詳細は前著『医療改革と経済成長』に記したが、要点を再掲すると次のとおりである。

①営業損益に反映されているのは医療提供部門と医療保険部門であり、これに資産運用部門を加えたものが経常損益になる。
②医療保険子会社の保険加入者がセンタラヘルスケアで受診した場合の医療費は医療保険子会社が支払うことになるため、その給付額は営業費用に含まれている。したがって、患者サービス収入の大部分はライバル保険会社もしくは公的医療保険からの診療報酬である。
③株式会社病院の場合、利益率の最大化が経営目標になっているのに対して、非営利医療事業体であるセンタラヘルスケアが予算を作成する時の目標営業利益率は約4%とのことである。
④営業利益とほぼ同額の慈善医療を毎期行っている。連邦税と州税を合わせた法人税率は約35%であるのに対して、それを上回る約50%を地域社会に還元しているのである。これは、免税になった金額以上を地域社会に還元することが非営利事業体の義務だからだそうだ。つまり、米国の場合、非営利医療事業体が非課税優遇受けることには経済的メリットはない。
⑤資金使途が決まっていない余裕資金については長期的視点に立ち、内外株式、国債、社債を組み入れた資産運用を積極的に行っている。そのため、金融市場動向により資産運用収益が大きく振幅する傾向にある。

　図表2-7のとおり、バージニア州の北部や南西部の中小IHNが

図表2-7　センタラヘルスケアの業績推移

(百万ドル)

	2009年	2012年	2014年
① 営業収入（②+③+④）	2,877	4,068	4,694
患者サービス収入	1,808	2,845	3,267
診療報酬貸倒引当金	▲138	▲249	▲212
② 純患者サービス収入	1,670	2,596	3,055
③ 医療保険料収入	1,155	1,355	1,512
④ その他収入	52	117	127
⑤ 営業費用	2,751	3,804	4,421
人件費	1,104	1,622	1,872
医療保険給付	759	847	966
減価償却費	126	168	188
支払金利	14	47	43
その他費用	749	1,121	1,352
⑥ 営業損益（①-⑤）	126	264	273
⑦ 資産運用収益	221	168	93
⑧ 経常損益（⑥+⑦）	347	432	366
⑨ 特別損益	58	▲124	▲213
⑩ 当期損益（⑧+⑨）	405	308	153
慈善医療（費用ベース）	138	258	286

(注) 決算期は12月。四捨五入のため合計は必ずしも一致しない
　　 2012年、2014年の特別損益の赤字は職員年金会計特別損失が理由
出所：センタラヘルスケア提供決算資料より筆者作成

次々とセンタラヘルスケアに合併してきたことから、営業収入が急増している。

在宅ケアにおけるIT活用

　センタラはIT活用でもこのハンプトンローズ地域の先駆者たり続けている。1990年代、在宅ケアにIT活用を最初に取り入れた。患者に自分でモニターできる装置を取り付けて、血圧、心拍数、体重、

血糖値を計測するようにした。これにより在宅ケア担当看護師は、何マイルも離れた自宅にいる患者をモニターできる。その結果、救急件数や再入院率を引き下げる成果を上げている。

　また、TeleCoarchというプログラムにより喘息に苦しんでいる中学生をサポートし、学校を休むことを予防する取り組みにも貢献した。フロリダに本部を置く医師グループの会社と提携し、オンラインや電話による診療相談の仕組みを築き、それを慢性病患者の疾病管理に発展させた。2012年には、病院入院患者の在宅復帰を支援するためにSentara to Homeというプログラムを開始した。

第3章

法改正で浮かび上がる社会福祉法人の実像

第1節
社会福祉法人制度の変遷と課題

1951年の社会福祉事業法により誕生

　社会福祉法人制度は、1951年公布の社会福祉事業法により創設されたものである。日本国憲法第八十九条は、社会福祉事業であっても政府が助成することを禁じている。

〈日本国憲法第八十九条〉
　公金その他の公の財産は、宗教上の組織若しくは団体の使用、便益若しくは維持のため、又は公の支配に属しない慈善、教育若しくは博愛の事業に対し、これを支出し、又はその利用に供してはならない。

　その趣旨は、政府が補助金支出により社会福祉の責任を民間に転嫁することを防ぐことにあり、GHQの強い意向が反映した結果と言われている。しかし、戦後復興期の生活困窮者、母子、孤児などを救済する施設を多数建設するためには、民間の活用が不可欠であった。1923年の関東大震災の時には民間篤志家や慈善事業家が運営する民間社会事業団体が政府救済の穴を埋める役割を果たした。そこで、社会福祉事業法で公の支配に属する条件を認可要件に組み込む形で第八十九条の規定抵触を回避し、社会福祉法人という新しい経営形態を考案したのである。
　具体的には、設立許可取得のために必要な資産を備え一定要件を満たす定款を作成し所轄庁に申請する、法人設立時の寄付者の持分

は認められない、所轄庁による措置命令・業務停止命令・役員解雇命令・解散命令に服する、解散時残余財産の処分先は他の社会福祉事業者または国庫に限られる――といった規制である。読者には、ここでも残余財産帰属先が特定個人になっていないことが非営利性の必須要件になっていることに注目していただきたい。

社会福祉事業法は、社会福祉事業の内容を第一種と第二種に区分して列挙していたが、その事業分類の枠組みは現在の社会福祉法にも引き継がれている。第一種社会福祉事業は、救護施設、更生施設、養護老人ホーム、母子寮など施設収容事業及び経済保護事業のことであり、国、地方公共団体または社会福祉法人が経営することを原則とした。第二種社会福祉事業は、生活困窮者に対する必需品・金銭の支援、保育所、居宅介護など第一種に比べて相対的に事業実施に伴う弊害の恐れが比較的少ないものである。

〈社会福祉法(最終改正:平成二六年六月四日法律第五一号)から抜粋〉
第二条　この法律において「社会福祉事業」とは、第一種社会福祉事業及び第二種社会福祉事業をいう。
2　次に掲げる事業を第一種社会福祉事業とする。
　一　生活保護法(昭和二十五年法律第百四十四号)に規定する救護施設、更生施設その他生計困難者を無料又は低額な料金で入所させて生活の扶助を行うことを目的とする施設を経営する事業及び生計困難者に対して助葬を行う事業
　二　児童福祉法(昭和二十二年法律第百六十四号)に規定する乳児院、母子生活支援施設、児童養護施設、障害児入所施設、情緒障害児短期治療施設又は児童自立支援施設を経営する事業
　三　老人福祉法(昭和三十八年法律第百三十三号)に規定する養護老人ホーム、特別養護老人ホーム又は軽費老人ホームを経営する事業

四　障害者の日常生活及び社会生活を総合的に支援するための法律（平成十七年法律第百二十三号）に規定する障害者支援施設を経営する事業

　五　削除

　六　売春防止法（昭和三十一年法律第百十八号）に規定する婦人保護施設を経営する事業

　七　授産施設を経営する事業及び生計困難者に対して無利子又は低利で資金を融通する事業

3　次に掲げる事業を第二種社会福祉事業とする。

　一　生計困難者に対して、その住居で衣食その他日常の生活必需品若しくはこれに要する金銭を与え、又は生活に関する相談に応ずる事業

　二　児童福祉法に規定する障害児通所支援事業、障害児相談支援事業、児童自立生活援助事業、放課後児童健全育成事業、子育て短期支援事業、乳児家庭全戸訪問事業、養育支援訪問事業、地域子育て支援拠点事業、一時預かり事業又は小規模住居型児童養育事業、同法に規定する助産施設、保育所、児童厚生施設又は児童家庭支援センターを経営する事業及び児童の福祉の増進について相談に応ずる事業

　三　母子及び父子並びに寡婦福祉法（昭和三十九年法律第百二十九号）に規定する母子家庭日常生活支援事業、父子家庭日常生活支援事業又は寡婦日常生活支援事業及び同法に規定する母子・父子福祉施設を経営する事業

　四　老人福祉法に規定する老人居宅介護等事業、老人デイサービス事業、老人短期入所事業、小規模多機能型居宅介護事業、認知症対応型老人共同生活援助事業又は複合型サービス福祉事業及び同法に規定する老人デイサービスセンター、老人短期入所施設、老人福祉センター又は老人介護支援センターを経営する事業

四の二　障害者の日常生活及び社会生活を総合的に支援するための法律に規定する障害福祉サービス事業、一般相談支援事業、特定相談支援事業又は移動支援事業及び同法に規定する地域活動支援センター又は福祉ホームを経営する事業

五　身体障害者福祉法（昭和二十四年法律第二百八十三号）に規定する身体障害者生活訓練等事業、手話通訳事業又は介助犬訓練事業若しくは聴導犬訓練事業、同法に規定する身体障害者福祉センター、補装具製作施設、盲導犬訓練施設又は視聴覚障害者情報提供施設を経営する事業及び身体障害者の更生相談に応ずる事業

六　知的障害者福祉法（昭和三十五年法律第三十七号）に規定する知的障害者の更生相談に応ずる事業

七～十三（省略）

　これらの事業を行う社会福祉法人の経営環境として、措置制度、補助金、原則非課税の３つが重要である。措置制度とは、対象者が福祉を受ける要件を満たしているかを行政が判断し費用を拠出する仕組みである。社会福祉法人が施設建物を整備する場合、費用の４分の３（国２分の１、地方４分の１）が補助され、収益事業を除き税が免除される。したがって、社会福祉法人の経営は、厳しい規制により裁量の余地は小さかったものの、措置費をルールどおり使っていれば安定が保証された。

2000年から始まった社会福祉基礎構造改革

　このような仕組みが50年間続いた。しかしこの間、高度成長期を経て社会構造が大きく変化、福祉の概念も「一部の社会的弱者に対する給付」から「国民誰もが必要とする普遍的サービス」へと質・量ともに大きく転換した。とりわけ、高齢者施設や介護サービ

スに対する需要が急増した。そこで、2000年に社会福祉基礎構造改革が実施され、社会福祉事業法も社会福祉法に改称・改正、同時に介護保険制度が導入された。

改革の最大の柱は、措置制度から契約制度への移行である。介護保険創設を契機に、行政がサービスの配分を行う措置制度から、利用者が契約に基づきサービスを利用し一部自己負担もする支援費の仕組みが導入されたのである。加えて、第二種社会福祉事業及びその他の介護保険分野に一般企業、医療法人、NPOなど社会福祉法人以外の事業体の参入が認められた。その結果、利用者が消費者として権利意識を持ってサービスを選択するようになった。これは、それまで福祉サービス確保と費用負担の直接の責任者だった行政が制度運営の調整者に役割を一歩退くことを意味する。そして、総合規制改革会議において、社会福祉法人と民間企業の競争条件の均一化（イコールフッティング）が議論された。また、三位一体改革の一環として、2005年度以降、社会福祉施設への補助金の交付金化・一般財源化などの見直しが行われた。

一方、社会福祉法人は、行政から委託を受けてその指示どおり施設運営と福祉サービス提供をしていればよかった立場から、自らの判断で経営を行うことが求められるようになった。そして「施設ごとの経営から、法人単位の経営の確立」が重要テーマになった。具体的には、事業規模の拡大、人材の養成・確保、サービス内容の情報提供、ガバナンスの確立、財務諸表開示などである。

「社会福祉法人経営研究会報告書」（2006年）の論点

この社会福祉基礎構造改革の理念は社会福祉法人経営者に受け入れられており、筆者も支持できる。しかし、一部の模範的法人を除く多くの社会福祉法人は、これまで蓄えた資産の維持に走り、新たな福祉ニーズに応えるための事業拡大に消極的だった。経営の近代

化も遅々としていた。そこで、社会福祉法人経営研究会が組成され、2006年に報告書「社会福祉法人経営の現状と課題」を発表した。同報告書は、厚生労働省の意向を反映、福祉の産業政策を確立するための論点が網羅されており評価できる。とりわけ同報告書が「新たな福祉の産業政策」という言葉を用い社会福祉を成長産業としてとらえて吟味している点が注目に値した。

〈社会福祉法人経営研究会報告書の主な論点と提言〉
① 1法人1施設の施設管理中心モデルから脱却し、多角的経営による規模拡大を目指す。
② 合併・事業譲渡、協業化を推進、質の低い法人・経営者には退出を促す。
③ 資金調達力向上のため民間医療機関からの融資を拡大、直接金融の可能性も検討する。
④ 規制緩和等により施設・事業種類単位ではなく法人単位の資金管理を行う自由度を付与。
⑤「施設整備偏重型」行政から「経営の質重視型」行政への転換。

第2節 業界の非常識にふれて、社会福祉法人の本格的研究を開始

60年間一度も財務データ集計が行われていない！

　筆者が社会福祉法人に興味を持ったのは2010年秋である。現在27歳になる甥が生まれながらにして重度障害者であり長年障害者施設に大変お世話になってきたこと、父親が実家近くの特別養護老人ホームに入居し、その職員の皆さんがわがままな父に対していつも笑顔で接してくださっていたことから、社会福祉法人を知りたいと思ったのである。

　まず書店に行って関係文献を買いあさり読んだ結果、「社会福祉法人経営研究会報告書」の存在を知った。そこに書かれていたことは正論であり、同報告書が出てから5年経っていたので、社会福祉法人の経営改革が随分進んでいるのだろうと期待した。しかし、どの文献を見ても、またインターネットで政府統計を検索してみても、社会福祉法人全体の市場規模や収支状況がわかるデータがない。そこで12月になって厚生労働省社会・援護局総務課に電話して財務データの所在を質問した。すると「社会福祉行政は施設種類ごとに行っており、法人単位の財務諸表を集めて集計したことは一度もない」と回答され、筆者は飛び上がって喜んだ。誰もチャレンジしたことがない研究テーマがそこにあったからである。

統計法の壁に阻まれ、医政局も
病院経営をする社会福祉法人を特定できない

　しかし、厚生労働省が集めたことがない社会福祉法人の財務諸表をどのようにして収集するのかという難題があった。例えば、済生会や聖隷福祉事業団であればホームページで詳細な財務諸表を公開していたが、病院経営をしている社会福祉法人の名称がわからない。厚生労働省が毎月発表する医療施設動態調査によれば、済生会と聖隷福祉事業団以外の社会福祉法人が経営する病院が約200ある。まずこれらの病院を経営する社会福祉法人の名称を知る必要がある。そこで、厚生労働省統計情報部に情報公開制度に従い申請すれば情報入手ができるのかを問い合わせた。その回答は「情報公開制度によっても開示できない。統計法が情報収集目的以外の利用を禁じており、罰則規定まである」であった。

〈統計法から抜粋〉
第四十一条（守秘義務）　次の各号に掲げる者は、当該各号に定める業務に関して知り得た個人又は法人その他の団体の秘密を漏らしてはならない。
　一　第三十九条第一項第一号に定める情報の取扱いに従事する行政機関の職員又は職員であった者　当該情報を取り扱う業務
　二　第三十九条第一項第二号に定める情報の取扱いに従事する地方公共団体の職員又は職員であった者　当該情報を取り扱う業務
　三　第三十九条第一項第三号に定める情報の取扱いに従事する届出独立行政法人等の役員若しくは職員又はこれらの職にあった者　当該情報を取り扱う業務
　四　行政機関、地方公共団体又は届出独立行政法人等から前三号の情報の取扱いに関する業務の委託を受けた者その他の当該委

託に係る業務に従事する者又は従事していた者　当該委託に係る業務
　五　地方公共団体が第十六条の規定により基幹統計調査に関する事務の一部を行うこととされた場合において、基幹統計調査に係る調査票情報、事業所母集団データベースに記録されている情報及び第二十九条第一項の規定により他の行政機関から提供を受けた行政記録情報の取扱いに従事する当該地方公共団体の職員又は職員であった者　当該情報を取り扱う業務
　六　前号に規定する地方公共団体から同号の情報の取扱いに関する業務の委託を受けた者その他の当該委託に係る業務に従事する者又は従事していた者　当該委託に係る業務
第五十七条（罰則）　次の各号のいずれかに該当する者は、二年以下の懲役又は百万円以下の罰金に処する。
　一　第十七条の規定に違反して、国勢調査その他の基幹統計調査の報告の求めであると人を誤認させるような表示又は説明をすることにより、当該求めに対する報告として、個人又は法人その他の団体の情報を取得した者
　二　第四十一条の規定に違反して、その業務に関して知り得た個人又は法人その他の団体の秘密を漏らした者
　三　第四十三条第一項の規定に違反して、その業務に関して知り得た個人又は法人その他の団体の秘密を漏らした者
２　前項第一号の罪の未遂は、罰する。

　筆者が驚いたのは、この統計法の壁により、医療機関を指導監督する医政局も病院を経営する社会福祉法人を特定できないということである。ここで諦めるわけにはいかないので、厚生労働省OBに電話してアドバイスを求めた。すると業界団体の会員名簿から病院経営している社会福祉法人の一部を特定できることがわかった。これをヒントに県名、病院、社会福祉法人というキーワードでインタ

ーネット検索を続けた。これで判明した社会福祉法人の所轄庁である都道府県と政令市に財務諸表の情報公開を申請した。その結果、財務諸表の様式は施設種類ごと、法人ごとにバラバラであり、法人全体の財務諸表を作成していない法人があること、貸借対照表で借方と貸方が一致しないアンバランスシートがあること、法人によっては施設種類ごとの財務諸表を県庁の各担当課にバラバラに提出しているため、県庁の中に法人全体を把握している者がいないこと――など社会福祉法人と所轄庁の非常識が次々と明らかになった。

東京都福祉保健局のWEBサイトを通じて情報収集が大きく前進

次に病院経営をしていない社会福祉法人の財務諸表を集めねばならない。ちょうどその時（2011年3月）、東京都社会福祉法人経営適正化検討会が「社会福祉法人の経営適正化に向けて」という報告書を公表した。そこには病院経営社会福祉法人の財務諸表を収集して筆者が感じていた社会福祉法人に対する疑念が明確に書かれていた。

〈「社会福祉法人の経営適正化に向けて」から抜粋〉
○また、東京都は、社会福祉法に基づき、社会福祉法人に対して、指導検査を実施しています。平成21年4月1日現在の社会福祉法人数は996で、平成21年度に、東京都は331の社会福祉法人に対して指導監査を実施し、約3分の1に当たる109法人に改善すべき事項を指摘しています。
○東京都の指導検査による、社会福祉法人に対する主な指摘事項は次のとおりです。
①会計・経理事務処理について（52法人）
・決算書類について一致すべき数字が合わない。会計年度終了後

2か月以内に決算処理がなされていない等、予算・決算の処理が不適切である。
・契約に当たって入札や見積り合わせを行っていない、契約業者を選定した理由等の意思決定経緯が明確でない、契約書等が整備されていない等、契約事務が不適切である。
②理事会等の開催について（36法人）
特定の理事が理事会等に長期間欠席している、欠席する理事が多い、理事会が形骸化している等。
③定款が、実態と不一致等（29法人）
事業目的の追加、基本財産の変更、役員・評議員定数の変更等が生じているにもかかわらず、定款変更の手続きを行っていない。

そこで、東京都福祉保健局に電話して東京都が所轄する社会福祉法人の財務諸表を情報公開制度で入手できるかどうかを問い合わせた。すると「情報公開制度を使わなくても、東京都が所轄する社会福祉法人約1,000の財務諸表要約版を東京都のWEBサイトで社会福祉法人検索の形で公開している」との情報を得た。そこで約1,000の財務諸表要約版をプリントアウトし、各社会福祉法人がホームページを開設しているかどうかを確認、ホームページがある場合は施設種類を確認して約1,000の社会福祉法人を病院あり複合体、病院なし複合体、保育所、障害者施設、高齢者施設、母子・児童養護施設、生活困窮者施設に分類し、収入、支出、収支差額、総資産、純資産を集計した。この集計作業で判明したのは、約1,000の財務諸表要約版のうち集計対象になり得るのは724（別途収集した病院あり社会福祉法人を除く）だったということである。この財務諸表要約版は、各社会福祉法人が東京都の様式に自らの財務諸表から転記する形で作成されたものである。集計対象になり得なかったものが約4分の1あったわけだが、一番多かったのが一致すべき貸借対照

表の借方と貸方が合わないアンバランスシートであり、中には1兆円を超える収入額を記載している意味不明なものまであった。彼らには複式簿記の基礎知識がないどころか、財務諸表の意味すらわかっていない様子なのである。

日経新聞「経済教室」欄の投稿に、予想を超える反響が

　社会福祉法人全体の推計を行うに当たっては、東京都以外の法人の財務データは東京都内法人の7掛けとした。これは過大推計を回避するためである。それでも、2009年度における社会福祉法人全体の財務データ推計値として、収入7.5兆円、支出7.1兆円、収支差額黒字4,451億円（同率5.9％）、総資産16.2兆円、純資産12.9兆円（総資産に対する割合79.3％）を得た。驚くべき業績と財務内容である。業界全体としてトヨタ自動車（2011年3月期の連結最終利益4,081億円、同利益率2.1％、純資産10.3兆円、総資産に対する純資産割合34.7％）をも上回っていたのである。そこで、2011年5月初めに日本経済新聞社に「経済教室」欄原稿案を提出し、掲載の検討を依頼した。こうして7月7日の同紙「経済教室」に出たのが「黒字ため込む社会福祉法人：復興事業への拠出議論を」である（**図表3-1**）。

　するとすぐに大阪府社会福祉協議会老人施設部会事務局からお礼の電話があり、意見交換の申し入れがあった。「経済教室」小論文の中で、大阪府内の約400の老人福祉施設が共同拠出で展開している生活困窮者救済事業を、社会福祉法人による模範例として紹介していたからだ。また、医療経営セミナーで講演した際、病院あり社会福祉法人の理事長から「よくぞ書いてくれた」と激励を受けた。その真意を確かめると、「社会福祉法人の多くがそのあるべき姿から乖離しており大改革が必要」とのことであった。

　その後、社会福祉法人団体から講演に呼ばれるようになったが、

図表3-1　日経新聞「経済教室」掲載記事（2011年7月7日）

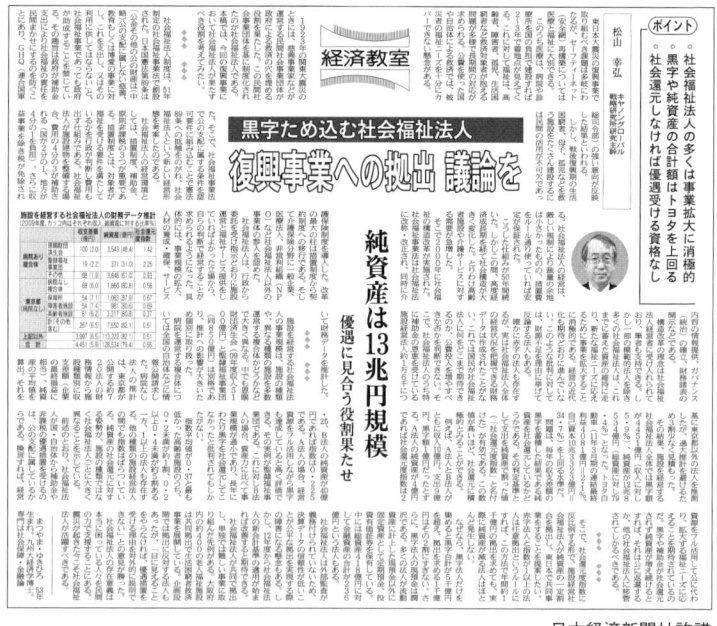

日本経済新聞社許諾

司会者に「社会福祉法人経営者の2世、3世であるわれわれが、子供の頃から当たり前と思っていたことが社会の非常識であることを指摘し、業界のパンドラの箱を開けた先生です」と紹介された時には笑うに笑えなかった。その司会者自身は模範的経営者の一人と筆者は評価しているが、社会福祉法人の組織カルチャーが相当メルトダウンしていることが実感されたからだ。そして講演を行う度に言われたことは、「本日この会場にきている社会福祉法人経営者はまだましな方です。ほとんどの経営者は、現在起きている社会福祉法人批判に無関心です」だった。

世論に喧嘩を売るに等しい発言を行う業界団体

　この社会福祉法人の組織カルチャーを象徴するような出来事があった。2013年12月5日に開催された第22回規制改革会議でヒアリングを受けた全国社会福祉協議会が、「イコールフッティングを実現したいなら、株式会社が社会福祉法人を設立して社会福祉事業に参入したらどうか」という趣旨の発言をしたのである（**図表3-2**）。

〈第22回規制改革会議議事録の全国社会福祉協議会意見部分から抜粋〉
……現状において社会福祉法人と株式会社等は、法人の目的、形態、規制等が異なっている。イコールフッティングは成り立たないのではないかというのが基本的な考え方でございます。また、株式会社

図表3-2　全国社会福祉協議会の見解の例①

【ヒアリング事項】
「介護・保育事業等における経営管理の強化とイコールフッティングの確立」

1．イコールフッティングに関する全国社会福祉協議会の考え方

（1）社会福祉法人の使命、役割、規制等
- 社会福祉法人は、社会福祉事業という公益性の高い事業を実施することを目的とした非営利法人であり、営利目的で事業を行う株式会社とは、根本的にミッションが異なっています。
- 憲法89条のもとに「公の支配」にある社会福祉法人は、事業収益を社会福祉事業への再投資に限定されるなどの非営利性ゆえに補助金、税制優遇等を受けており、また、行政庁の強い規制下のもとに、福祉サービス提供の基盤となっています。
- 今後とも、利用者の保護・権利擁護、サービスの質の確保、社会的に要請されるセーフティネット、社会貢献の役割を果たしていくために、社会福祉法人制度を堅持し、社会福祉法人はその中核を担っていかなければならないと考えています。そのため、全国社会福祉協議会では、社協等組織への働きかけを進めています。

- 現状において社会福祉法人と株式会社等とは、法人の目的、形態や規制等が異なっており、イコールフッティングは成り立たないと考えています。
- イコールフッティングを実現するならば、株式会社が社会福祉法人を設立し、社会福祉事業を担うべきです。

出所：第22回規制改革会議に全国社会福祉協議会が提出した意見・説明資料「社会福祉法人の使命、役割とセーフティネット・社会貢献の活動促進」から抜粋

<u>さんが、社会福祉法人のいわば存在理由となっております公益性でございますとか非営利性というようなことで社会福祉事業をやられるということであれば、社会福祉法人を設立して事業に参入するということも大変いい方向なのではないかと思っているところでございます。</u>

(下線筆者)

　全国社会福祉協議会とは社会福祉法人を会員とする業界団体である。協議会自身は社会福祉サービスを提供していないが、社会福祉法人に認定されている。すべての社会福祉法人が会員になっているわけではないが、社会福祉法人業界団体の中では最も大きい組織である。

　筆者は、規制改革会議事務局から事前に送られてきた資料を見た瞬間、世論の社福批判が高まっている時にこのように開き直った発言を公にするのは社会福祉法人業界にとってデメリットが大き過ぎると考えた。社会福祉法人の非営利性を否定されるような事件が次々と明らかになっており、場合によっては高齢者施設や保育所を社会福祉法人から外し、課税対象にするという意見まで出始めていたからである。事前に厚生労働省と意見交換したところ、「不適切な資料だが、民間が作成した資料の内容を役所が修正させることはできない」とのことであった。もっともである。そこで、規制改革会議の席上、筆者は次のようにコメントした。

〈第22回規制改革会議議事録から抜粋〉
○松山専門委員　私は今から社福団体のシンポジウムに出なければいけないので、とりあえずコメントだけさせていただければと思います。

　全社協さんの資料でありますけれども、私は社会福祉法人の役割というのがこれからも高まっていくのであり、全社協さんの事業活動に理解を示していると自分で考えているものですけれども、資料

の印象を申し上げますと、まず２ページの一番下、先ほど御説明はあったのですけれども、この資料がウェブで公開されて国民に説明する資料という観点で言うと、イコールフッティングを実現するならば、株式会社が社会福祉法人を設立して社会福祉事業を担うべきであるというのは、ちょっと表現として誤解を生むのではないかという印象を持ちました。

３ページにありますとおり、今、全社協さんで過去10年ぐらいいろいろな活動をなさったということが書かれているのですけれども、これは経営者御自身が言われていることですが、実はその実現度が余りにも低いので今問題になっているという認識ではないかと思います。

重要なのは５ページです。全国社会福祉法人経営者協議会が今年10月からホームページに会員情報を掲載なさっておりますが、先ほど確認しましたら、この協議会に参加しているのは6,883法人ですが、このうち会員法人情報公開ページに登録したところが1279法人。このうち、情報をちゃんと出したところが866法人。しかし、それを一つ一つ、今日見て来ましたけれども、財務諸表を出しているところと出していないところがあって、財務諸表を出していても要約版を出しているということで、実は開示がそれでも不十分。できれば、協議会に参加しておられるところが全部出すようなことを前倒しでやっていただきたい。というのは、厚労省で今検討会をやっていますけれども、来年、平成25年度分財務諸表の全公開というのがあるわけですから、その前に平成24年度分を出していただければ、私のほうですぐに集計分析を行います。

先ほど６ページのところで、非常に重要な御指摘がありました。つまり、今のガバナンスとか監督監査の在り方にいろいろ問題があるので、もう少し強化するような仕組み、トータルなものをつくってほしいということなので、これは規制改革の問題でもあると思うのです。例えば全国一本化した組織を時限立法でつくって、来年の

図表3-3　全国社会福祉協議会の見解の例②

4．規制改革会議等への要望・意見

- 超高齢化社会、雇用環境の変化、地域の福祉ニーズの多様化にともない、高齢・障害・児童の福祉のニーズは今後も高まっていきます。また、国会で審議中の生活困窮者自立支援法案でも明らかなように、生活困窮者等の保護・権利擁護の活動・事業が急務とされています。
引き続き、全国の社会福祉法人が、こうした地域における福祉ニーズの中核的な担い手となり、セーフティネット、社会貢献の役割を果たしていくことが重要であると考えています。
規制改革の検討にあたっては、是非とも、社会福祉法人が、自らのミッションを十分に果たすことができるよう社会福祉事業の主たる担い手として、また、地域福祉の最後のセーフティネットとして、地域に貢献していくための提言を具体化してください。

- 社会福祉では、さらなる需要供給の拡大とともに、雇用の大幅な増加が見込まれています。しかし、福祉分野の人材確保と定着化が今日の最重要課題となっています。規制改革では、福祉サービスの質の向上を提示されていますが、そのためには給与改善等人材確保が喫緊の課題であり、その対策を実現してください。

出所：第22回規制改革会議に全国社会福祉協議会が提出した意見・説明資料「社会福祉法人の使命、役割とセーフティネット・社会貢献の活動促進」から抜粋

財務諸表の全公開に合わせて活動するというのをやってもいいのかなと。これは厚労省の検討会でもたしか出ていたと思います。

厚労省の検討会でも議論になっていましたけれども、一般市に所轄が移譲されたことの問題について御意見が出るということであれば、もう一度所轄の在り方というのを検討する必要があるかもわからないと私も思います。

7ページの内部留保の問題でありますけれども、この説明では、いわゆる金融資産を過剰に持っているところが明らかにあるわけですから、それを国民に対してどういうふうに説明するかという回答にはまだ不十分だと思うのです。それをどのように説明するかを御開示いただきたい。

8ページに各制度の財源使途の規制がありますということですけれども、これは一部残っていますけれども、原則的にはかなり自由になっているはずですね。ですから、むしろ制度の問題よりは、やはり法人の経営姿勢の問題のほうが大きいのではないか。これは実は業界の中の方が言っていることであります。

最後、10ページの規制改革会議等への要望ということですけれ

<u>ども、例えば地域福祉の最後のセーフティネットとして地域に貢献していくための提言を具体化してくださいというのは、これは業界自身の仕事ではないかと思います。2番目もそうですけれども、給与改善等人材確保が喫緊の課題であり、その対策を実現してください。これは給与についてそんなに大きな制限はないはずでありまして、経営者が給与を上げればいいのではないかと私は思いました。</u>
(図表3-3)　　　　　　　　　　　　　　　　　　　　(下線筆者)

　実は、改革に消極的な社会福祉法人側の最大の誤算は、この時すでに厚生労働省が筆者以上にタカ派に転じていたことに気付いていなかったことである。それは今回の社会福祉法改正案の中に明確に示されている。

第3節
厚生労働省の本気度が示された社会福祉法改正のポイント

最もインパクトが大きいのは、新設された社会福祉充実計画

　今回の「社会福祉法等の一部を改正する法律案」は、"一部"の改正ではなく社会福祉行政の構造を変える大改正である。その中で改正法成立後に国民から最も注目をあびるのは、新設された社会福祉充実計画と予想される。これは、社会保障審議会福祉部会で「余裕財産の再投下計画」と呼ばれていたものである。その全体像を理解するには、厚生労働省が福祉部会に提出した、**図表3-4**（社会福祉法人の財務規律について）、**図表3-5**（再投下計画の作成に係るガバナンス）、**図表3-6**（再投下計画の対象事業と充当順位）が役立つ。少し長くなるが、社会福祉充実計画の条文は非常に重要なので以下に全文を記す。

〈改正法律案第六章社会福祉法人第七節社会福祉充実計画〉
（社会福祉充実計画の承認）
第五十五条の二　社会福祉法人は、毎会計年度において、第一号に掲げる額が第二号に掲げる額を超えるときは、厚生労働省令で定めるところにより、当該会計年度の前会計年度の末日（同号において「基準日」という。）において現に行っている社会福祉事業若しくは公益事業（以下この項及び第三項第一号において「既存事業」という。）の充実又は既存事業以外の社会福祉事業若しくは公益事業（同項第一号において「新規事業」という。）の実施

に関する計画（以下「社会福祉充実計画」という。）を作成し、これを所轄庁に提出して、その承認を受けなければならない。ただし、当該会計年度前の会計年度において作成した第十一項に規定する承認社会福祉充実計画の実施期間中は、この限りではない。
　一　当該会計年度の前会計年度に係る貸借対照表の資産の部に計上した額から負債の部に計上した額を控除して得た額
　二　基準日において現に行っている事業を継続するために必要な財産の額として厚生労働省令で定めるところにより算定した額
２　前項の承認の申請は、第五十九条の規定による届出と同時に行わなければならない。
３　社会福祉充実計画には、次に掲げる事項を記載しなければならない。
　一　既存事業（充実する部分に限る。）又は新規事業（以下この条において「社会福祉充実事業」という。）の規模及び内容
　二　社会福祉充実事業を行う区域（以下この条において「事業区域」という。）
　三　社会福祉充実事業の実施に要する費用の額（第五項において「事業費」という。）
　四　第一項第一号に掲げる額から同項第二号に掲げる額を控除して得た額（第五項及び第九項第一号において、「社会福祉充実残額」という。）
　五　社会福祉充実計画の実施期間
　六　その他厚生労働省令で定める事項
４　社会福祉法人は、前項第一号に掲げる事項の記載に当たっては、厚生労働省令で定めるところにより、次に掲げる事業の順にその実施について検討し、行う事業を記載しなければならない。
　一　社会福祉事業又は公益事業（第二条第四項第四号に掲げる事業に限る。）
　二　公益事業（第二条第四項第四号に掲げる事業を除き、日常生

図表3-4　社会福祉充実計画（余裕財産の再投下計画）の資料①

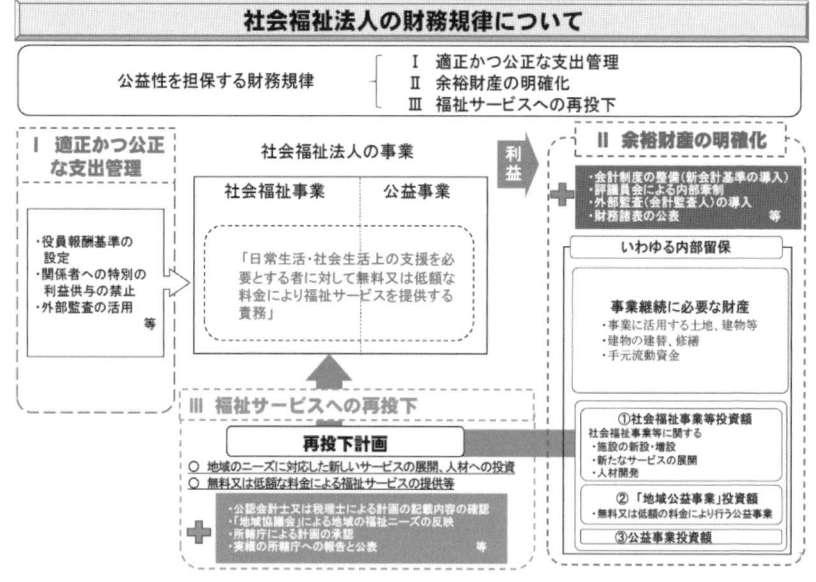

社会福祉法人の財務規律について

公益性を担保する財務規律
- Ⅰ　適正かつ公正な支出管理
- Ⅱ　余裕財産の明確化
- Ⅲ　福祉サービスへの再投下

Ⅰ　適正かつ公正な支出管理
- 役員報酬基準の設定
- 関係者への特別の利益供与の禁止
- 外部監査の活用　等

社会福祉法人の事業

社会福祉事業	公益事業

「日常生活・社会生活上の支援を必要とする者に対して無料又は低額な料金により福祉サービスを提供する責務」

↑利益

Ⅱ　余裕財産の明確化
- 会計制度の整備（新会計基準の導入）
- 評議員会による内部牽制
- 外部監査（会計監査人）の導入
- 財務諸表の公表　等

いわゆる内部留保

事業継続に必要な財産
- 事業に活用する土地、建物等
- 建物の建替、修繕
- 手元流動資金

Ⅲ　福祉サービスへの再投下

再投下計画
○ 地域のニーズに対応した新しいサービスの展開、人材への投資
○ 無料又は低額な料金による福祉サービスの提供等

- 公認会計士又は税理士による計画の記載内容の確認
- 「地域協議会」による地域の福祉ニーズの反映
- 所轄庁による計画の承認
- 実績の所轄庁への報告と公表　等

①社会福祉事業等投資額
社会福祉事業等に関する
- 施設の新設・増設
- 新たなサービスの展開
- 人材開発

②「地域公益事業」投資額
- 無料又は低額の料金により行う公益事業

③公益事業投資額

出所：第11回社会保障審議会福祉部会厚生労働省提出資料から抜粋

活又は社会生活上の支援を必要とする事業区域の住民に対し、無料又は低額な料金で、その需要に応じた福祉サービスを提供するものに限る。第六項及び第九項第三号において「地域公益事業」という。）

三　公益事業（前二号に掲げる事業を除く。）

5　社会福祉法人は、社会福祉充実計画の作成に当たっては、事業費及び社会福祉充実残額について、公認会計士、税理士その他財務に関する専門的な知識経験を有する者として厚生労働省令で定める者の意見を聴かなければならない。

6　社会福祉法人は、地域公益事業を行う社会福祉充実計画の作成に当たっては、当該地域公益事業の内容及び事業区域における需

図表3-5　社会福祉充実計画（余裕財産の再投下計画）の資料②

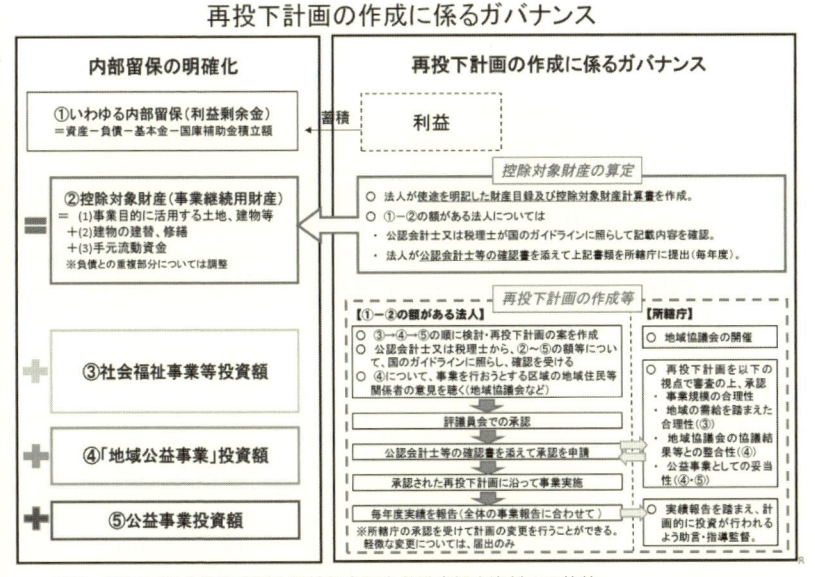

再投下計画の作成に係るガバナンス

内部留保の明確化

① いわゆる内部留保（利益剰余金）
＝ 資産－負債－基本金－国庫補助金積立額

＝

② 控除対象財産（事業継続用財産）
＝ (1)事業目的に活用する土地、建物等
　＋(2)建物の建替、修繕
　＋(3)手元流動資金
※負債との重複部分については調整

＋

③ 社会福祉事業等投資額

＋

④「地域公益事業」投資額

＋

⑤ 公益事業投資額

再投下計画の作成に係るガバナンス

利益　→蓄積→

控除対象財産の算定
- 法人が使途を明記した財産目録及び控除対象財産計算書を作成。
- ②の額がある法人については
  - 公認会計士又は税理士が国のガイドラインに照らして記載内容を確認。
  - 法人が公認会計士等の確認書を添えて上記書類を所轄庁に提出（毎年度）。

再投下計画の作成等

【①－②の額がある法人】
- ③→④→⑤の順に検討・再投下計画の案を作成
- 公認会計士又は税理士から、②～⑤の額等について、国のガイドラインに照らし、確認を受ける
- ④について、事業を行おうとする区域の地域住民等関係者の意見を聴く（地域協議会など）

↓

評議員会での承認

↓

公認会計士等の確認書を添えて承認を申請

↓

承認された再投下計画に沿って事業実施

↓

毎年度実績を報告（全体の事業報告に合わせて）
※所轄庁の承認を受けて計画の変更を行うことができる。軽微な変更については、届出のみ

所轄庁
- 地域協議会の開催
- 再投下計画を以下の視点で審査の上、承認
  - 事業規模の合理性
  - 地域の需給を踏まえた合理性（③）
  - 地域協議会の協議結果等との整合性（④）
  - 公益事業としての妥当性（④・⑤）
- 実績報告を踏まえ、計画的に投資が行われるよう助言・指導監督。

出所：第11回社会保障審議会福祉部会厚生労働省提出資料から抜粋

要について、当該事業区域の住民その他の関係者の意見を聴かなければならない。

7　社会福祉充実計画は、評議員会の承認を受けなければならない。

8　所轄庁は、社会福祉法人に対し、社会福祉充実計画の作成及び円滑かつ確実な実施に関し必要な助言その他の支援を行うものとする。

9　所轄庁は、第一項の承認の申請があった場合において、当該申請に係る社会福祉充実計画が、次の号に掲げる要件のいずれにも適合するものであると認めるときは、その承認をするものとする。

一　社会福祉充実事業として記載されている社会福祉事業又は公益事業の規模及び内容が、社会福祉充実残額に照らして適切な

図表3-6　社会福祉充実計画（余裕財産の再投下計画）の資料③

再投下計画の対象事業と充当順位

対象事業	趣旨	充当順位
社会福祉事業等 ・社会福祉事業 （社会福祉法人による利用者負担の軽減を含む） ・小規模事業	○ 社会福祉事業（実質的に同じ機能を担う小規模事業を含む）として制度化された福祉サービスについて、地域のニーズに応じて再投資する。	○ 社会福祉法人は社会福祉事業の実施を主たる目的とする法人
「地域公益事業」 ・無料又は低額な料金により行う公益事業	○ 社会福祉事業として制度化されていない福祉サービスを地域のニーズを踏まえて無料又は低額な料金により供給する事業等を行う。（市場による安定的・継続的な供給が望めない事業）	○ 社会福祉法人は、社会福祉事業の主たる担い手であるとともに、既存制度では対応できない地域ニーズにきめ細かく対応することを本旨とする(社会福祉法第24条) ○ 規制改革実施計画（閣議決定）は、こうした社会福祉法人の在り方を徹底する観点から、生計困難者に対する無料・低額の福祉サービスの提供などの社会貢献活動の実施を義務付けるとしている。
その他の公益事業	○ 上記以外の公益事業	

出所：第11回社会保障審議会福祉部会厚生労働省提出資料から抜粋

ものであること。
　二　社会福祉事業として社会福祉事業が記載されている場合にあっては、その規模及び内容が、当該社会福祉事業に係る事業区域における需要及び供給の見通しに照らして適切なものであること。
　三　社会福祉充実事業として地域公益事業が記載されている場合にあっては、その規模及び内容が、当該地域公益事業に係る事業区域における需要に照らして適切なものであること。
　四　その他厚生労働省令で定める要件に適合するものであること。
10　所轄庁は、社会福祉充実計画が前項第二号及び第三号に適合しているかどうかを調査するため必要があると認めるときは、

関係地方公共団体の長に対して、資料の提供その他必要な協力を求めることができる。

11　第一項の承認を受けた社会福祉法人は、同項の承認があった社会福祉充実計画（次条第一項の変更の承認があったときは、その変更後のもの。同項及び第五十五条の四において「承認社会福祉充実計画」という。）に従って事業を行わなければならない。

（社会福祉充実計画の変更）

第五十五条の三　前条第一項の承認を受けた社会福祉法人は、承認社会福祉充実計画の変更をしようとするときは、厚生労働省令で定めるところにより、あらかじめ、所轄庁の承認を受けなければならない。ただし、厚生労働省令で定める軽微な変更については、この限りでない。

2　前条第一項の承認を受けた社会福祉法人は、前項ただし書の厚生労働省令で定める軽微な変更をしたときは、厚生労働省令で定めるところにより、遅滞なく、その旨を所轄庁に届け出なければならない。

3　前条第三項から第十項までの規定は、第一項の変更の申請について準用する。

（社会福祉充実計画の終了）

第五十五条の四　第五十五条の二第一項の承認を受けた社会福祉法人は、やむを得ない事由により承認社会福祉充実計画に従って事業を行うことが困難であるときは、厚生労働省令で定めるところにより、あらかじめ、所轄庁の承認を受けて、当該承認社会福祉充実計画を終了することができる。

このように社会福祉充実計画に投入すべき金額は、第五十五条の二第一項第一号が規定する純資産額（資産額マイナス負債額）から同第二号が規定する事業継続に必要な財産額を控除した値になる。

このうち事業継続に必要な財産額の算出方法を規定する厚生労働省令の作成はこれからである。筆者は、具体的財務諸表を使って算出方法のイメージを社会保障審議会福祉部会で簡単に吟味しておく必要性を感じていた。それは、社会福祉充実計画の対象になる社会福祉法人の財務構造にいくつかのタイプがあるように思われたからである。

財務構造から考える、社会福祉充実計画への対応

　例えば、**図表3-7**のA法人である。A法人は病院と高齢者施設を経営する複合体である。年間収入額が約100億円で毎期の経常収支の黒字率は10％を超えている。金融資産から借入金、長期預り金、退職給与引当金を控除した純金融資産が2014年3月末時点で270億円である。この超高収益社会福祉法人に経常費用補助として373百万円（2014年3月期）の税金が投入されている。筆者は、A法人が所轄庁である県とどのような社会福祉充実計画をつくるかに注目している。A法人ほどの経営ノウハウと財力があれば、単純に既存事業の拡大に余裕財産を使うだけでなく、県内の社会福祉法人再編成の受け皿になり得ると期待するからである。A法人は同県内の地域包括ケアで中心的役割を果たす事業体になる潜在力を持っているのである。

　図表3-8のB法人は、障害者施設専門の社会福祉法人である。毎期の経常収支黒字率は30〜40％であり、2014年3月末の純金融資産1,713百万円は年間事業支出572百万円の約3倍である。後述するように、社会福祉法人の経常収支黒字率を施設種類別に見た場合、障害者施設の黒字率が一番高い。障害者施設のあるべき姿を考える材料として、B法人の社会福祉充実計画がマスコミ等から注目されると予想される。

　図表3-9のC法人は、保育所専門の社会福祉法人である。経常収

図表3-7　社会福祉法人事例①　A法人（病院あり複合体）

(百万円)

	2011年度	2012年度	2013年度
事業収入	10,551	10,870	10,656
就労支援事業収入	29	36	20
医業収入	6,430	6,392	6,457
介護保険収入	1,215	1,251	1,267
自立支援費等収入	1,375	1,436	1,457
補助金収入	344	356	373
国庫補助金等取崩額	116	115	105
その他収入	1,042	1,284	977
事業支出	8,875	9,259	9,332
うち人件費	5,588	5,967	5,840
経常収支差額 （同率）	1,705 (16.2%)	1,647 (15.2%)	1,362 (12.8%)
総資産	38,867	40,542	41,486
純資産	33,858	35,363	36,656
会計上内部留保	31,468	33,089	34,486
金融資産　①	27,182	29,067	30,442
借入金＋長期預り金＋退職給与引当金　②	3,980	3,384	3,359
純金融資産　①－②	23,202	25,684	27,083

(注)：経常支出差額は就労支援事業活動収支差額と事業活動収支計算書上の経常収支差額の合計
出所：A法人財務諸表より筆者作成

支の黒字率が毎期25％前後あるのだが、注目すべきは経常経費補助金収入が毎期経常収支差額の黒字を上回っていることである。つまり、黒字の源泉が100％税金であり、純金融資産469百万円の源泉も100％税金なのである。したがって、保育所経営社会福祉法人の社会福祉充実計画は、補助金制度の見直しとセットで検討する必要がある。

図表3-10のD法人は、高齢者施設と障害者施設を併営する社会福祉法人である。やはり経常収支黒字率が2013年3月期29.2％、

図表3-8　社会福祉法人事例②　B法人（障害者施設）

(百万円)

		2012年度	2013年度
事業収入		724	763
	授産事業収入	148	160
	利用者負担金収入	50	51
	自立支援費収入	378	395
	補助金収入	25	24
	国庫補助金等取崩額	21	21
	その他収入	102	112
事業支出		561	572
	うち人件費	298	293
経常収支差額 （同率）		212 (29.3%)	313 (41.0%)
総資産		3,498	3,772
純資産		3,385	3,677
会計上内部留保		2,897	3,210
金融資産　①		1,614	1,796
借入金＋退職給与引当金　②		95	83
純金融資産　①－②		1,519	1,713

出所：B法人財務諸表より筆者作成

2014年3月期25.8％と高く、純金融資産2,869百万円は年間事業支出985百万円の約3倍である。一方、同じく高齢者施設と障害者施設を併営する**図表3-11**のE法人の場合、2014年3月末の純金融資産2,574百万円の年間事業支出4,020百万円に対する倍率は0.6倍である。D法人は明らかに社会福祉充実計画を提出する義務を負うと思われるが、E法人は純金融資産全額が事業継続に必要な財産と認定されて社会福祉充実計画を提出しなくてもよいということになるかもしれない。しかし、それでも黒字率が高く財力があることに変わりはない。つまり、事業継続に必要な財産の算出方法を定める厚生労働省令が社会福祉充実計画提出義務のボーダーをどこに置くのかが非常に重要なのである。

図表3-9　社会福祉法人事例③　C法人（保育所）

(百万円)

		2012年度	2013年度
事業収入		679	840
	運営費収入	426	523
	私的契約利用料収入	5	8
	経常経費補助金収入	200	255
	国庫補助金等取崩額	22	26
	その他収入	26	28
事業支出		511	616
うち人件費		311	379
経常収支差額 (同率)		167 (24.6%)	223 (26.6%)
総資産		1,025	1,270
純資産		867	1,155
会計上内部留保		481	706
金融資産　①		405	541
借入金＋退職給与引当金　②		87	72
純金融資産　①－②		318	469

出所：C法人財務諸表より筆者作成

　図表3-12のF法人は、高齢者施設が事業の中心だが、保育所も併営している社会福祉法人である。毎期の黒字を上回る借り入れを行い、各地に特別養護老人ホームを新設している結果、純金融資産が▲5,397百万円と大きくマイナスである。したがって、社会福祉充実計画の提出義務は発生しない。注目すべきは、これだけ借金をしながら経常収支の黒字率を10％前後に維持できている点である。これは、経営者が将来キャッシュフローを正確に予測できている証拠である。筆者は、社会福祉法人経営者や有識者を名乗る人物が「資金を積み立てておかねば建て替えができない」と主張する場面に何度も出くわした。もちろん内部資金が潤沢であるほど経営が安定するのは当たり前である。しかし、F法人の経営成果を見れば明

図表3-10　社会福祉法人事例④　D法人（高齢者・障害者施設）

(百万円)

		2012年度	2013年度
事業収入		1,402	1,410
	介護保険事業収益	1,187	1,198
	障害福祉サービス等事業収益	133	131
	高齢者住宅収入	50	49
	国庫補助金等取崩額	30	30
	その他収入	2	2
事業支出		979	985
	うち人件費	581	583
経常収支差額 (同率)		409 (29.2%)	364 (25.8%)
総資産		5,109	5,404
純資産		4,911	5,245
会計上内部留保		3,451	3,815
金融資産　①		2,504	2,897
借入金＋退職給与引当金　②		37	28
純金融資産　①―②		2,467	2,869

出所：D法人財務諸表より筆者作成

らかなように、福祉施設の建設は内部資金がなくても借入金で実現できる。重要なことは、将来キャッシュフローを予測し経営全体のリスクコントロールを行うことである。「資金を積み立てておかねば建て替えができない」を繰り返す輩は、経営財務の常識がないのであり、新たな福祉ニーズに応える意欲がないことを隠すために言い訳をしているに過ぎない。

図表3-13のG法人は、母子施設の社会福祉法人である。2014年3月末の純金融資産854百万円の年間事業支出172百万円に対する倍率が約5倍と非常に大きい。しかも母子施設に対するニーズは今後ますます高まると思われるため、G法人には社会福祉充実計画を作成してもらわねばならない。しかし、首都圏で母子施設を新設す

図表3-11　社会福祉法人事例⑤　E法人（高齢者・障害者施設）

(百万円)

		2012年度	2013年度
事業収入		4,695	4,808
	就労支援事業収入	81	142
	介護福祉施設収入	1,165	1,192
	居宅介護料収入等	472	491
	利用者等利用料収入	640	644
	自立支援費等収入	1,595	1,594
	補助金収入	257	262
	国庫補助金等取崩額	183	179
	その他収入	302	304
事業支出		3,792	4,020
うち人件費		2,095	2,218
経常収支差額 (同率)		879 (18.7%)	767 (16.0%)
総資産		16,624	18,132
純資産		14,256	15,564
会計上内部留保		8,429	9,196
金融資産　①		3,605	3,766
借入金＋退職給与引当金　②		2,084	1,192
純金融資産　①－②		1,521	2,574

出所：E法人財務諸表より筆者作成

るとなると854百万円では足りないかもしれない。そこで、他の社会福祉法人との合弁事業とするか公費補助をすることも必要なように思われる。

財務諸表公開義務化とデータベース構築で、社会福祉法人の実態が明らかに

2014年5月29日付け厚生労働省通知「社会福祉法人認可についての一部改正について」により、社会福祉法人は「貸借対照表及び

図表3-12 社会福祉法人事例⑥ F法人（高齢者施設・保育所）

(百万円)

		2012年度	2013年度
事業収入		7,562	7,490
	介護保険事業収益	6,894	6,856
	老人福祉事業収益	242	243
	保育事業収益	57	67
	国庫補助金等取崩額	231	197
	その他収入	138	127
事業支出		6,672	6,712
	うち人件費	3,946	3,844
経常収支差額 (同率)		810 (10.7%)	719 (9.6%)
総資産		21,162	21,193
純資産		12,101	12,629
会計上内部留保		6,417	7,136
金融資産 ①		2,389	2,517
借入金＋退職給与引当金 ②		8,362	7,914
純金融資産 ①－②		▲5,973	▲5,397

出所：F法人財務諸表より筆者作成

収支計算書について、インターネットを活用し、公表しなければならないこと。」とされた。しかし、未だホームページ等で財務諸表を公表していない社会福祉法人が多数存在する。筆者がホームページで公表していない社会福祉法人に対して当該法人の問い合わせメールボックスを通じて開示依頼をしても無視された。

社会福祉施設等調査によれば、2014年3月末時点の社会福祉法人数は1万9,636である。うち施設経営法人は1万7,199。これには、2つ以上の都道府県の区域にわたり事業を行っている法人（厚生労働大臣及び地方厚生局長所管分）は含まれていない。そこで、厚生労働大臣及び地方厚生局長所管分の法人数を調べてみると、本省42、北海道厚生局2、東北厚生局19、関東信越厚生局156、東海

図表3-13　社会福祉法人事例⑦　G法人（母子施設）

(百万円)

		2012年度	2013年度
事業収入		190	173
	児童福祉事業収益	139	121
	宿泊所・一時保護事業収益		34
	補助金収入	27	0
	国庫補助金等取崩額	14	12
	その他収入	10	6
事業支出		178	172
	うち人件費	109	116
経常収支差額 （同率）		28 (14.5%)	5 (3.2%)
総資産		1,497	1,478
純資産		1,455	1,442
会計上内部留保		1,075	1,072
金融資産　①		963	883
借入金＋退職給与引当金　②		32	29
純金融資産　①－②		931	854

出所：G法人財務諸表より筆者作成

北陸厚生局36、近畿厚生局87、中国四国厚生局40、九州厚生局42の計424である。したがって社会福祉法人数は約2万である。このうち6,967法人が2015年4月現在全国社会福祉法人経営者協議会に加盟、ホームページで財務諸表を公開している法人5,281、公開していない法人1,686である。同協議会に加盟していない社会福祉法人には小規模でホームページもない事業体が多く含まれていると推定されるため、前述の厚生労働省通知にもかかわらず社会福祉法人全体としては財務諸表公開が不十分である。

そこで、改正法律案に情報公開を義務化する条文が盛り込まれた。加えてすべての社会福祉法人の財務諸表を集計分析する全国データベースの構築が決定した。その意義は極めて大きい。社会福祉法人

全体の収入額、支出額、補助金額、黒字額と黒字率、総資産額、会計上の内部留保、保有金融資産などが明らかになり、施設種類別の財務構造も推計できるようになるからである。

〈財務諸表公開義務化とデータベース構築に関連する改正法律案〉
(計算書類等の備置き及び閲覧等)
第四十五条の三十二　社会福祉法人は、計算書類等（各会計年度に係る計算書類及び事業報告並びにこれらの附属明細書並びに監査報告（第四十五条の二十八第二項の規定の適用がある場合にあっては、会計監査報告を含む。）をいう。以下この条において同じ。）を、定時評議員会の日の二週間前の日（第四十五条の九第十項において準用する一般社団法人及び一般社団法人に関する法律第百九十四条第一項の場合にあっては、同項の提案があった日）から五年間、主たる事務所に備え置かなければならない。

(財産目録の備置き及び閲覧等)
第四十五条の三十四　社会福祉法人は、毎会計年度終了後三月以内に（社会福祉法人が成立した日の属する会計年度にあっては、当該成立した日以後遅滞なく）、厚生労働省令で定めるところにより、次に掲げる書類を作成し、当該書類を五年間その主たる事務所に、その写しを三年間その従たる事務所に備え置かなければならない。

一　財産目録
二　役員等名簿（理事、監事及び評議員の氏名及び住所を記載した名簿をいう。第四項において同じ。）
三　報酬等（報酬、賞与その他の職務遂行の対価として受ける財産上の利益及び退職手当をいう。次条及び第五十九条の二第一項第二号において同じ。）の支給の基準を記載した書類
四　事業の概要その他の厚生労働省令で定める事項を記載した書類

2 　前項各号に掲げる書類（以下この条において「財産目録等」という。）は、電磁的記録をもって作成することができる。
（所轄庁への届出）
第五十九条　社会福祉法人は、毎会計年度終了後三月以内に、厚生労働省令で定めるところにより、次に掲げる書類を所轄庁に届け出なければならない。
　一　第四十五条の三十二第一項に規定する計算書類等
　二　第四十五条の三十四第二項に規定する財産目録等
（情報の公開等）
第五十九条の二　社会福祉法人は、次の各号に掲げる場合の区分に応じ、遅滞なく、厚生労働省令で定めるところにより、当該各号に定める事項を公表しなければならない。
　一　第三十一条第一項若しくは第四十五条の三十六第二項の認可を受けたとき、又は同条第四項の規定による届出をしたとき　定款の内容
　二　第四十五条の三十五第二項の承認を受けたとき　当該承認を受けた報酬等の支給の基準
　三　前条の規定による届出をしたとき　同条各号に掲げる書類のうち厚生労働省令で定める書類の内容
2 　都道府県知事は、当該都道府県の区域内に主たる事務所を有する社会福祉法人（厚生労働大臣が所轄庁であるものを除く。）の活動の状況その他の厚生労働省令で定める事項について、調査及び分析を行い、必要な統計その他の資料を作成するものとする。この場合において、都道府県知事は、その内容を公表するよう努めるとともに、厚生労働大臣に対し、電磁的方法その他の厚生労働省令で定める方法により報告するものとする。
3 　都道府県知事は、前項前段の事務を行うため必要があると認めるときは、当該都道府県の区域内に主たる事務所を有する社会福祉法人の所轄庁（市長に限る。次項において同じ。）に対し、社

会福祉法人の活動の状況その他の厚生労働省令で定める事項に関する情報の提供を求めることができる。

4　所轄庁は、前項の規定による都道府県知事の求めに応じて情報を提供するときは、電磁的方法その他の厚生労働省令で定める方法によるものとする。

5　<u>厚生労働大臣は、社会福祉法人に関する情報に係るデータベース（情報の集合物であって、それらの情報を電子計算機を用いて検索することができるように体系的に構成したものをいう。）の整備を図り、国民にインターネットその他の高度情報通信ネットワークの利用を通じて迅速に当該情報を提供できるよう必要な施策を実施するものとする。</u>

6　厚生労働大臣は、前項の施策を実施するため必要があると認めるときは、都道府県知事に対し、当該都道府県の区域内に主たる事務所を有する社会福祉法人の活動の状況その他の厚生労働省令で定める事項に関する情報の提供を求めることができる。

7　第四の規定は、都道府県知事が前項の規定による厚生労働大臣の求めに応じて情報を提供する場合について準用する。

（下線筆者）

社会福祉法には、理事長、理事会の規定がなかった

　筆者が社会保障審議会福祉部会に参加して気付かされた中で最も驚いたのは、社会福祉法に理事長、理事会の規定がなかったことである。すなわち、現行の社会福祉法人制度においては、「全ての理事が社会福祉法人の業務についての代表権を有し、法人の業務の決定は理事の過半数をもって決定すること」とされていたのである。また、理事の責任に関する規定も整備されていなかった。これでは社会福祉法人の公正な統治ができるはずがなく、開設者ファミリー一族の代表である理事長による専断がはびこって当然である。そこ

で、一般財団法人、公益財団法人の機関設計を参考に以下の条文が新設された。

〈理事、理事長、理事会に関連する改正法律案〉
(理事の職務及び権限等)
第四十五条の十六　理事は、法令及び定款を遵守し、社会福祉法人のため忠実にその職務を行わなければならない。
2　次に掲げる理事は、社会福祉法人の業務を執行する。
　一　理事長
　二　理事長以外の理事であって、理事会の決議によって社会福祉法人の業務を執行する理事として選定されたもの。
3　前項各号に掲げる理事は、三月に一回以上、自己の職務の執行の状況を理事会に報告しなければならない。ただし、定款で毎会計年度に四月を超える間隔で二回以上その報告をしなければならない旨を定めた場合は、この限りでない。
4　一般社団法人及び一般財団法人に関する法律第八十四条、第八十五条、第八十八条（第二項を除く。）、第八十九条及び第九十二条第二項の規定は、理事について準用する。この場合において、同法第八十四条第一項中「社員総会」とあるのは「理事会」と、同法八十八条の見出し及び同条第一項中「社員」とあるのは「評議員」と、「著しい」とあるのは「回復することができない」と、同法第八十九条中「社員総会」とあるのは「評議員会」と読み替えるものとするほか、必要な技術的読替えは、政令で定める。

(理事長の職務及び権限等)
第四十五条の十七　理事長は、社会福祉法人の業務に関する一切の裁判上又は裁判外の行為をする権限を有する。
2　前項の権限に加えた制限は、善意の第三者に対抗することができない。
3　(省略)

評議員会を必置とし、権限を強化する

　2015年2月に公表された社会保障審議会福祉部会報告書「社会福祉法人制度改革について」が、これまでの評議員会の問題点と解決策を次のように指摘、その解決策が改正法律案に盛り込まれた。

〈社会保障審議会福祉部会報告書「社会福祉法人制度改革について」から抜粋〉
①現行の社会福祉法人制度では、通知において、措置事業、保育所を経営する事業、介護保険事業のみを行う法人以外の法人に対し評議員会の設置を求めているが、法令上、評議員会の設置は任意とされており、原則諮問機関として位置付けられているため、理事・理事長に対する牽制機能が十分に働かないという課題がある。……このため、社会福祉法人の高い公益性に照らし、一般財団法人・公益財団法人と同様に、必置の評議員会を議決機関として法律上位置付け、理事・理事長に対する牽制機能を働かせるため、評議員会に理事、監事、会計監査人の報酬や選任・解任等の重要事項に係る議決権を付与する必要がある。また、このように重要な役割を担う評議員の権限・責任（評議員会の招集請求権、善管注意義務、損害賠償責任等）を法律上明記する必要がある。
②評議員（任期2年）は、理事との兼職が認められており、その定数は、理事の定数の2倍を超える数とされている。理事と評議員会の適切な牽制関係を築くため、理事と評議員の兼職を禁止し、評議員の定数については、「理事の定数を超える数」とすべきである。また、任期については、一般財団法人・公益財団法人を参考に、中期的な牽制機能を確保する観点から、4年とすべきである。
③現行の取り扱い（通知）では、評議員は、理事会の同意を得て理事長が委嘱することとされている。このように理事・理事長が評

議員の選任にかかわる仕組みでは、評議員が理事・理事長に対し、独立した立場から牽制機能を働かせることが困難という課題がある。このため、評議員の選任・解任については、一般財団・公益財団法人を参考に、定款で定める方法（選任委員会・評議員会の議決等）によることとし、理事又は理事会が評議員を選任又は解任できないようにすることが必要である。

第4節 改正法律案が積み残した課題

障害者施設の黒字率格差にメスを入れる

　このように評議員会の設置を原則義務化し権限を強化することは、社会福祉法人利用者の意見を社会福祉法人経営に反映する道が開かれるという意味で大きな意義がある。

　例えば、**図表3-8**で示した障害者施設専業のB法人の経常収支黒字率は、2012年度29.3％、2013年度41％と一般国民から見て理解不能なレベルにある。一方、障害者施設専業社会福祉法人の中には**図表3-14**のH法人のように、毎期財源をギリギリまで使い切って障害者のニーズに応えている事業体も存在する。そこで、厚生労働省本省及び地方厚生局が所轄している社会福祉法人のうち主たる事業が障害者施設、高齢者施設、保育所のいずれであるかを見て分類、経常収支黒字率の平均を施設種類別に算出してみた。**図表3-15**がその結果である。障害者施設を主たる事業とする社会福祉法人の平均黒字率は、2012年度8.6％、2013年度8.2％であり、他の施設種類の社会福祉法人と比べても明らかに高い。業界関係者にヒアリングすると「障害者施設の黒字率が高いことは皆知っているが、これまでアンタッチャブルな問題とされてきた」とのことである。

　実は、筆者に障害者施設社会福祉法人の黒字率が高い理由に関する詳細な証拠書類を届けてくれた方がいる。その要点は、障害者施設利用が措置制度から契約制度に変更になったことを利用して、社会福祉法人側が次々とサービス利用の追加料金を設定し徴収していることにある。例えば、入居障害者のお小遣い管理の名目で銀行通

図表3-14　社福財務データ事例⑧　H法人（障害者施設）

(百万円)

		2012年度	2013年度
事業収入		3,850	3,646
	就労支援事業収益	—	1,344
	障害福祉サービス等事業収益	—	1,466
	介護保険事業収益	—	371
	経常経費寄付金収益	—	152
	国庫補助金等取崩額	—	107
	その他収入	—	206
事業支出		—	3,716
	うち人件費	—	1,370
経常収支差額 （同率）		▲45 （▲1.2%）	▲46 （▲1.3%）
総資産		8,978	8,263
純資産		5,607	5,611
会計上内部留保		2,522	2,499
金融資産　①		1,494	2,015
借入金＋退職給与引当金　②		2,100	2,381
純金融資産　①－②		▲606	▲366

（注）：H法人の2014年3月期事業活動計算書では、国庫補助金等特別積立金取崩額が
費用の控除項目として処理されていた。他法人との比較を可能にするためこの取
崩額を収益に加算した
2013年3月期は部門別財務諸表しか入手できなかったため、収支は事業収入と
経常収支差額の単純合計のみ記載
出所：H法人財務諸表より筆者作成

図表3-15　厚生労働省所轄社会福祉法人の経常収支黒字率の平均

	2012年度	2013年度
障害者施設中心の社会福祉法人	8.6%	8.2%
保育所施設中心の社会福祉法人	7.3%	6.7%
高齢者施設中心の社会福祉法人	6.2%	5.9%
高齢者施設・保育所併営の社会福祉法人	5.2%	3.4%

出所：厚生労働省所轄社会福祉法人の財務諸表より筆者作成

帳と印鑑を施設側に半強制的に預けさせ、月1回収支報告コピーを1枚発行するのに2,500円を徴収している。そもそも社会福祉法人側に銀行通帳と印鑑を入居者に半強制的に提出させる権限はないが、これが慣行として広がりつつあるようだ。しかし、「措置制度から契約制度に移行したことは、施設管理から利用者の保護者による管理に移行したことを意味する。したがって、成年後見人など保護者がいる場合に施設側が銀行通帳と印鑑を預かるのは制度改革の意図に反する」、「お金を受け取る施設がお金を支払う人の財産管理するのは利益相反の関係になる」、「通帳と印鑑を施設が預かるのは身寄りのない方のみ」という他の業界関係者の指摘の方が正しいように思われる。

　この問題の法人は、銀行通帳・印鑑管理料以外にも入居者の保護者に事前連絡なく新しいサービス料金を設定し請求することを繰り返している。そして、毎期の経常収支黒字率は10％を超え、毎年金融資産を2億円から3億円積み上げている。であれば、月1回収支報告コピー1枚は無料にすべきだろう。また、建物がない部分の土地の利用目的を当初計画では「樹木や草花の豊かな、利用者が自由にくつろげる庭」としていたものを「コンクリート敷きの駐車場や広場」に変更、入居者と保護者を失望させた。これは「樹木や草花の手入れに費用がかかる」ためだろうか。社会福祉法人の使命を考えれば、その経済性とは黒字率の高さではなく、**図表3-14**のH法人のように財源を効率的に使い切るマネジメント力のはずである。

　現在の社会福祉法人制度の欠陥としてさらに問題なのは、筆者に情報提供してくださった方が所轄庁である市に是正要望の相談に行っても無反応で、何の改善策も取らない点である。また、この法人の評議員会は「マル秘だから言えない」という理由で、保護者会への情報提供を拒んでいる。このような社会福祉法人の現実を変革するための第1歩は、権限が強化された評議員会メンバーの中に保護者会の代表を入れることを義務付けることである。改正法律案第三

十九条（評議員の選任）は、「評議員は、社会福祉法人の適正な運営に必要な識見を有する者のうちから、定款の定めるところにより、選任する。」と規定している。そこで定款に「保護者会代表を評議員に任命する」という文言を入れることを厚生労働省が指導することを期待したい。

課税リスクは消えていない

　今回の社会福祉法改正に対する感想を社会福祉法人関係者にヒアリングすると、「法人税課税が議論にならなかったので、今までどおりでよいのだ」というのが多数派である。しかし、これは非常に考えが甘い。すべての社会福祉法人の財務諸表を集めた全国データベースが構築されれば、社会福祉法人の使命を果たしていない社会福祉法人がどのくらい存在するのか、その蓄財ぶりが明白になる。今回の改革で業界全体として改善が見られなければ、次は法人税課税どころか社会福祉法人制度を一旦廃止し、「良い社福」のみで新しいセーフティネット制度をつくるということもあり得る。法人税課税の議論は棚上げされても、社会福祉法人が最も恐れる固定資産税課税リスクが逆に高まっている、と筆者は考えている。

　前述した改正法律案第五十五条の二が定める社会福祉充実計画に投入すべき金額（余裕財産）の社会還元の方法としては、次の3通りが考えられる。

①個々の社会福祉法人に使い道を自ら考えさせ実行させる。
②国または都道府県単位で余裕財産をプールし、社会福祉法人に再配分する。
③国が一般財源として吸い上げる。

　今回の改正法律案では①を採用したが、財務省は③を主張してい

る。

〈2014年11月28日開催の行政改革推進会議資料「秋のレビュー」から抜粋〉
　社会福祉法人は特別な地位を保障されており、業務制約等につき民間事業者と同列に扱うのは不適当ではないか。社会貢献活動は公費支出の本来目的とは言い難く、社会福祉法人制度の見直しに当たっては、公費等を原資とした事業から生じた内部留保については、<u>国庫に返納する</u>、公費等を充てて現に実施している事業にのみ充当する、あるいは介護職員の処遇改善に充当することとすべきではないか。
（下線筆者）

　筆者は②を支持してきた。国庫返納の③だと、その資金が社会福祉ニーズのために使われない可能性が高まる。①だと余裕財産を持つ個々の社会福祉法人が社会還元のアリバイづくりを目的にした無駄な投資に走り、例えば都道府県全体の社会福祉ニーズに対して財源配分が最適化に向かうことにならない可能性がある——と考えるからである。したがって、社会福祉充実計画作成時の都道府県と所轄庁の役割は大きい。

児童養護施設卒業者の高等教育費用を、業界全体で拠出せよ

　筆者が②の「国または都道府県単位で余裕財産をプールし社会福祉法人に再配分する」を支持するもう一つの理由は、「児童養護施設卒業者の高等教育・職業訓練費用を社会福祉法人全体で拠出すべし」と考えるからである。
　これは、安倍政権にとっても重要な政策になり得る。2015年4月2日、総理大臣官邸で「貧困の連鎖によって子供たちの将来が閉

ざされること」を防ぐのを目的に「子供の未来応援国民運動」発起人集会が開催された。

〈「子供の未来応援国民運動」趣意書から抜粋〉
Ⅰ　国民運動の趣旨・目的
　明日の日本を支えていくのは今を生きる子供たちです。その子供たちが自分の可能性を信じて前向きに挑戦することにより、未来を切り拓いていけるようにすることが必要です。
　いわゆる貧困の連鎖によって、子供たちの将来が閉ざされることは決してあってはなりません。子供たちと我が国の未来をより一層輝かしいものとするため、今こそ国民の力を結集して全ての子供たちが夢と希望を持って成長していける社会の実現を目指してまいりましょう。
　そのために、このたび、関係各位のご賛同の下に「子供の未来応援国民運動」を立ち上げ、推進していくことといたしました。
　国民の皆様には、本国民運動の趣旨等にご理解いただき、ご支援・ご協力を賜りますようお願いいたします。
Ⅱ　国民運動事業の例
①〜④（省略）
⑤民間資金を核とする基金創設の検討
　・地域に根差した学習支援、生活支援等を行う支援団体の助成

　一方、児童福祉法が定める児童養護施設の場合、原則18歳に達した者は大学や専門学校で高等教育や職業訓練を受ける機会を与えられることなく施設を退去しなければならない。これでは社会福祉制度が「貧困を理由とした教育格差の負の連鎖」を生み出しているようなものである。つまり、児童養護福祉施設卒業者は子供の未来応援国民運動のメインターゲットになり得る存在なのである。

〈児童福祉法から抜粋〉

第四条　この法律で、児童とは、満十八歳に満たない者をいい、児童を左のように分ける。
　一　乳児　満一歳に満たない者
　二　幼児　満一歳から、小学校就学の始期に達するまでの者
　三　少年　小学校就学の始期から、<u>満十八歳に達するまでの者</u>

第四十一条　児童養護施設は、保護者のない児童（乳児を除く。ただし、安定した生活環境の確保その他の理由により特に必要のある場合には、乳児を含む。以下この条において同じ。）、虐待されている児童その他環境上養護を要する児童を入所させて、これを養護し、あわせて退所した者に対する相談その他の自立のための援助を行うことを目的とする施設とする。
　　　　　　　　　　　　　　　　　　　　　　　　　　（下線筆者）

　また、子供の未来応援国民運動が具体策として挙げている「地域に根差した学習支援、生活支援等を行う」ことは、社会福祉法人が積極的に取り組むべき事業である。すでに埼玉県の社会福祉法人が、「教員OBなどの支援員と大学生ボランティアが、特別養護老人ホームで生活保護世帯の子どもたちの学習指導」という形で実践し、成果を上げている。これは、埼玉県が事業の実施主体となっている「アスポート」という「生活保護受給者に対する総合的な自立支援の取り組み」事業の一環として行われているものである。

　もちろん、児童養護施設卒業者の高等教育・職業訓練費用を社会福祉法人全体で拠出するというのは、アスポートのような事業と質が異なり必要財源も大きい。しかし、社会福祉充実計画の前提になる余裕財産の一部を拠出してもらうことで十分に実現可能である。すなわち**図表3-16**のとおり、児童養護施設在所児童数は約3万人、18歳で施設を卒業する児童数は約2,000人である。一方、国立大学学費と私立大学学費の平均は年間約100万円であるから、筆者が提案する学費支援プログラムの年間必要財源は約80億円（1学年

図表3-16 児童養護施設の在所児童数

年齢	児童数	年齢	児童数
0歳	2	10歳	2,022
1歳	30	11歳	2,101
2歳	366	12歳	2,282
3歳	933	13歳	2,242
4歳	1,299	14歳	2,414
5歳	1,417	15歳	2,471
6歳	1,598	16歳	2,130
7歳	1,556	17歳	1,861
8歳	1,712	18歳以上	1,607
9歳	1,910	合計	29,979

(注):上記は2013年2月1日現在
出所:全国児童養護施設協議会「もっと、もっと知ってほしい児童養護施設」

2,000人×4学年×100万円)と計算できる。**図表3-7~図表3-14**で示した社会福祉法人の純金融資産残高から類推すると、社会福祉法人全体の余裕財産は80億円よりはるかに大きな額のはずである。また、2011年度の財務諸表から推計すると社会福祉法人全体の年間黒字額は約5,000億円である。これから見ても80億円は社会福祉法人全体にとって微々たる負担に過ぎない。

このように社会福祉法人の余裕財産の一部を児童養護施設卒業者の高等教育・職業訓練費用に充当することは、財政制度等審議会での議論とも呼応している。

〈2014年10月27日開催の財政制度等審議会財政制度分科会資料から抜粋〉
生活困窮者自立支援制度(制度開始時の論点)
【社会福祉法人の社会貢献活動】
○新制度下では、社会福祉法人が主な事業委託先の1つとなる見込み。

社会福祉法人については、「規制改革実施計画」に基づき、内部留保の活用に向け、社会貢献活動の実施の義務付けについて検討が進められているが、<u>公費や保険料を原資として蓄積した内部留保については、生活困窮者支援制度に基づく事業など、公費や保険料を充てて実施する事業に限定して活用することが適当ではないか。</u>

(下線筆者)

社会福祉法人を非営利親会社とし、グループ求心力を高める規制緩和を

わが国には済生会(2014年3月期事業収入6,073億円)、聖隷福祉事業団(2015年3月期事業収益1,047億円)といった大規模社会福祉法人が存在する。すでに大規模になって同族事業色がなくなっている社会福祉法人は、今回の改革で「良い社福」と「悪い社福」の峻別が進み、業界再編が起きた時に重要な役割を果たすと期待される。

しかし、大規模社会福祉法人が第2章第3節で紹介した米国のセンタラヘルスケアのように信頼関係でグループ全体の求心力を高めることの障害となる規制がある。それは、社会福祉法人Aが経営難にある社会福祉法人Bの経営を引き受けたとしても、非営利親会社となるAの役職員が非営利子会社となるBの理事に理事数の3分の1を超えて就任できないという規制である。Aの役職員が同族と類似の「特殊の関係にある者」と見なされるためである。従来この規制は、社会福祉法ではなく社会福祉法人定款準則、租税特別措置法施行令、社会福祉法人審査基準で定められていた。

〈社会福祉法人審査基準から抜粋〉
第3　法人の組織運営
　1　役員（省略）

2　理事
（1）〜（3）（省略）
（4）各理事と親族等の特殊の関係のある者が、関係法令・通知に定める制限数を超えて選任されてはならないこと。
（5）当該法人に係る社会福祉施設の整備又は運営と密接に関連する業務を行う者が理事総数の3分の1を超えてはならないこと。

　このような法規制の事実関係を厚生労働省が第2回福祉部会で次のように説明している。

〈2014年9月4日開催第2回福祉部会議事録から抜粋〉
　次の15ページを御覧ください。「1－（3）　理事の定数」でございます。理事の定数につきましては、現状、法律上は3名以上となっております。一方、通知（審査基準）におきましては6人以上としております。
　この6人以上としている趣旨は、理事数自体が一定程度必要という判断もございますが、租税特別措置の適用要件におきまして6人以上という基準が示されております。そういうことも踏まえまして、現状は6人以上となっております。ただし、これにつきましては、総務省行政評価局から、通知と法律上の規制に違いがあるということで、これは合わせるべきであるという勧告を受けております。参考で、他制度でございますが、一般財団法人・公益財団法人は3人以上、学校法人は5人以上となっております。
　考え方でございますが、理事の定数につきましては、適正な運営の確保という観点から、やはり一定以上の人数が必要であろうと考えております。そういう中で、現行の運用上の要件、現在6名となっておりますけれども、6名以上、これを法律上明記してはどうかと考えております。

16ページを御覧ください。次は、「1－（4）　理事の構成」でございます。理事の構成につきましては、法令及び通知におきまして、以下のように取り扱っております。

　まず、親族等の特殊関係者の制限、いわゆる同族支配の禁止でございます。これにつきましては、法律上はどうなっているかと申しますと、その括弧書きにございますように、「役員のうちには、各役員について、その役員、その配偶者及びその三親等以内の親族が役員総数の2分の1を超えて含まれることになってはならない。」とされております。

　一方、通知による実際の運用は、定款準則におきまして、さらに厳しい制限をつけております。理事定数が6～9名の場合は1名、10～12名の場合は2名、13名以上の場合は3名ということで、基本的には6人に1人を超えない形になっております。

　また、これは同族支配の関係の禁止ではございませんが、一方で、学識経験者、地域の福祉関係者等を加えるということを規定しております。また、施設長等を加えるということも規定しております。

　課題でございます。特に同族支配の禁止に関しましては、法律と実際の運用で規制の内容が異なっております。他の制度を参考に御覧いただければと思うのですが、一般財団法人・公益財団法人につきましては、まず同族支配の禁止でございますけれども、これは基本的には3分の1を超えないこととなっております。一方、学校法人はさらに厳しく書かれておりまして、とにかく1人を超えてはならない、1人であるとなっております。

　<u>こうした他制度の状況、あるいは法令と通知との乖離の問題等を勘案</u>しまして、考え方として提示していますのが18ページでございます。社会福祉法人の高い公益性に鑑み、他の法人類型の取扱いを参考にしつつ、<u>社会福祉法人に係る現行の運用上の親族等特殊関係者の制限と同様の内容を、法令上明記してはどうかと考えております。</u>

　　　　　　　　　　　　　　　　　　　　　　　　（下線筆者）

そこで、この規制が改正後の社会福祉法に明記されることになった。

〈改正法律案から抜粋〉
第四十四条　第四十条第一項の規定は、役員について準用する。
2　監事は、理事又は当該社会福祉法人の職員を兼ねることができない。
3　理事は六人以上、監事は二人以上でなければならない。
4　理事のうちには、次に掲げる者がふくまれなければならない。
　一　社会福祉事業の経営に関する識見を有する者
　二　当該社会福祉法人が行う事業の区域における福祉に関する実情に通じている者
　三　当該社会福祉法人が施設を設置している場合にあっては、当該施設の管理者
5　監事のうちには、次に掲げる者が含まれなければならない。
　一　社会福祉事業について識見を有する者
　二　財務管理について識見を有する者
6　<u>理事のうちには、各理事について、その配偶者若しくは三親等以内の親族その他各理事と厚生労働省令で定める特殊の関係がある者が三人を超えて含まれ、又は当該理事並びにその配偶者及び三親等内の親族その他各理事と厚生労働省令で定める特殊の関係がある者が理事の総数の三分の一を超えて含まれることになってはならない。</u>
7　監事のうちには、各役員について、その配偶者又は三親等内の親族その他各役員と厚生労働省令で定める特殊の関係がある者が含まれることになってはならない。
　　　　　　　　　　　　　　　　　　　　　　　（下線筆者）

しかし、一法人一施設の小規模事業体が多い社会福祉法人の再編、事業拡大、経営効率化を推進するためには、非営利親会社機能を担

う社会福祉法人にグループの求心力を高める道具を与える必要がある。それは理事人事権による非営利子会社のガバナンスである。そこで、同族色が完全に払拭された社会福祉法人が非営利親会社になる場合、その役職員を「特殊の関係がある者」から除外して非営利子会社の理事に任命できるように規制緩和すべきと考える。この規制緩和は、中小社会福祉法人が地域単位で共同評議委員会といった共同ガバナンスの仕組みを構築する際にも役立つと思われる。

第4章

医療介護福祉改革で都道府県の地域間競争が始まる

第1節
知事が医療介護福祉制度運営の成否を左右する

ついに動き始めた、地域医療構想

　医療と介護の保険者が都道府県単位に集約される方向にあるのに合わせて、サービス提供体制の計画立案も都道府県単位とする改革が進められている。これは、地域包括ケア構築という医療介護福祉制度の目標達成を左右するキーパーソンが知事になることを意味する。これに関連した最も大きな話題は、地域医療構想の実施が始まったことである。

　地域医療構想とは、2014年に成立した「地域における医療及び介護の総合的な確保を推進するための関係法律の整備等に関する法律」（略称「医療介護総合確保推進法」）の施行に伴い、2015年度以降、都道府県が医療計画策定時のベースにすることを求められた仕組みのことである。厚生労働省が2015年3月に「地域医療構想策定ガイドライン」を発表したことから、その内容はすでに関係者に周知されつつある。したがって、本書ではその詳細にふれないが、**図表4-1**が地域医療構想策定プロセスのイメージ図である。構想区域ごとに2025年時点の医療需要を推計し、医療提供体制のあるべき姿と現状の乖離内容を把握、乖離解消のための協議を行うというものである。

　この協議の最大テーマは、病床を高度急性期、急性期、回復期、慢性期と4分類し、当該構想区域内におけるミスマッチを把握した後、どの病院の病床を増減させるかを決めることにある。そのうち病床不足地域で病床を増やすことについては合意が得やすく実効性

図表4-1　地域医療構想の策定プロセス

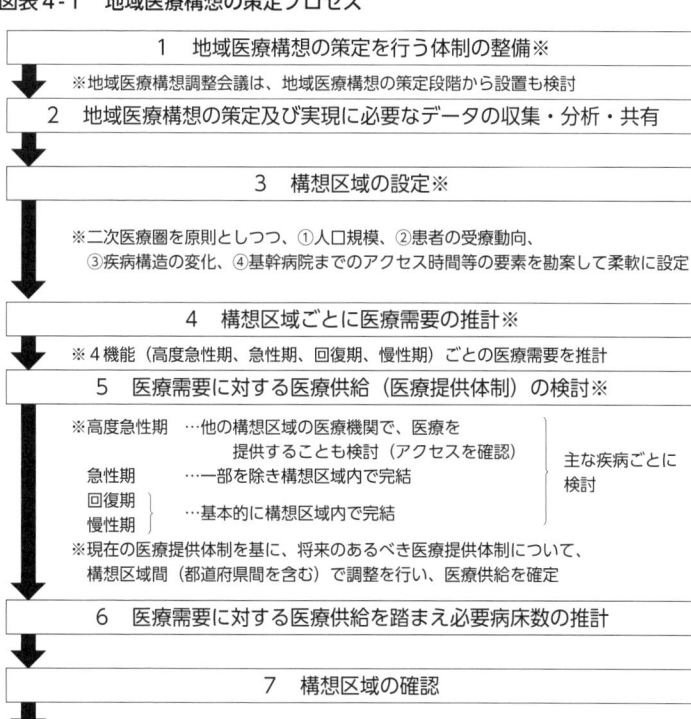

```
┌─────────────────────────────────────────────────────────┐
│  1    地域医療構想の策定を行う体制の整備※                │
└─────────────────────────────────────────────────────────┘
  ↓ ※地域医療構想調整会議は、地域医療構想の策定段階から設置も検討
┌─────────────────────────────────────────────────────────┐
│  2  地域医療構想の策定及び実現に必要なデータの収集・分析・共有 │
└─────────────────────────────────────────────────────────┘
  ↓
┌─────────────────────────────────────────────────────────┐
│  3    構想区域の設定※                                   │
└─────────────────────────────────────────────────────────┘
  ↓ ※二次医療圏を原則としつつ、①人口規模、②患者の受療動向、
    ③疾病構造の変化、④基幹病院までのアクセス時間等の要素を勘案して柔軟に設定
┌─────────────────────────────────────────────────────────┐
│  4    構想区域ごとに医療需要の推計※                     │
└─────────────────────────────────────────────────────────┘
  ↓ ※4機能（高度急性期、急性期、回復期、慢性期）ごとの医療需要を推計
┌─────────────────────────────────────────────────────────┐
│  5  医療需要に対する医療供給（医療提供体制）の検討※     │
└─────────────────────────────────────────────────────────┘
```

※高度急性期　…他の構想区域の医療機関で、医療を
　　　　　　　　提供することも検討（アクセスを確認）
急性期　　　　…一部を除き構想区域内で完結　　　　　　主な疾病ごとに検討
回復期　｝
慢性期　｝　　…基本的に構想区域内で完結

※現在の医療提供体制を基に、将来のあるべき医療提供体制について、
　構想区域間（都道府県間を含む）で調整を行い、医療供給を確定

```
┌─────────────────────────────────────────────────────────┐
│  6  医療需要に対する医療供給を踏まえ必要病床数の推計     │
└─────────────────────────────────────────────────────────┘
  ↓
┌─────────────────────────────────────────────────────────┐
│  7    構想区域の確認                                     │
└─────────────────────────────────────────────────────────┘
  ↓
┌─────────────────────────────────────────────────────────┐
│  必要病床数と平成26年度の病床機能報告制度による集計数の比較 │
└─────────────────────────────────────────────────────────┘
  ↓
┌─────────────────────────────────────────────────────────┐
│  8  平成37（2025）年のあるべき医療提供体制を実現するための施策を検討 │
└─────────────────────────────────────────────────────────┘
```

出所：厚生労働省「地域医療構想策定ガイドライン」

も高い。しかし、病床数全体を大幅削減する必要がある病床過剰地域、とりわけ民間病院の病床を大幅削減することになる地域では、合意形成が非常に難航すると予想される。そこで医療介護総合確保推進法は、知事に対して地域医療構想調整会議が決定したことに従わない民間病院の名称を公表する権限を与えている。

〈医療法から抜粋〉

第三十条の十二　病院又は診療所であって一般病床又は療養病床を有するもの（以下「病床機能報告対象病院等」という。）の管理者は、地域における病床の機能の分化及び連携の推進のため、厚生労働省令で定めるところにより、当該病床機能報告対象病院等の病床の機能に応じ厚生労働省令で定める区分に従い、次に掲げる事項を当該病床機能報告対象病院等の所在地の都道府県知事に報告しなければならない。

一　厚生労働省令で定める日（次号において「基準日」という。）における病床の機能

二　基準日から厚生労働省令で定める期間が経過した日における病床の機能の予定（次項において「基準日後病床機能」という。）

三　当該病床機能報告対象病院等に入院する患者に提供する医療の内容

四　その他厚生労働省令で定める事項

2　病床機能報告対象病院等の管理者は、前項の規定により報告した基準日後病床機能について変更が生じたと認められるときとして厚生労働省令で定めるときは、厚生労働省令で定めるところにより、速やかに当該病床機能報告対象病院等の所在地の都道府県知事に報告しなければならない。

3　都道府県知事は、前二項の規定による報告の内容を確認するために必要があると認めるときは、市町村その他の官公署に対し、当該都道府県の区域内に所在する病床機能報告対象病院等に関し必要な情報の提供を求めることができる。

4　都道府県知事は、厚生労働省令で定めるところにより、第一項及び第二項の規定により報告された事項を公表しなければならない。

5　都道府県知事は、病床機能報告対象病院等の管理者が第一項若

しくは第二項の規定による報告をせず、又は虚偽の報告をしたときは、期間を定めて、当該病床機能報告対象病院等の開設者に対し、当該管理者をしてその報告を行わせ、又はその報告の内容を是正させることを命ずることができる。

6 都道府県知事は、前項の規定による命令をした場合において、<u>その命令を受けた病床機能報告対象病院等の開設者がこれに従わなかつたときは、その旨を公表することができる。</u>　（下線筆者）

　筆者は、かつて生命保険会社の融資審査部門で医療機関の信用力調査をしたことがある。その経験から判断すると、知事がこの権限を行使することはないと思われる。なぜなら、構想区域内のすべての国公立病院、民間病院の病床過不足情報は、病床報告制度等で公になる。そして病床削減の指示を受けた病院は、病床稼働率が低いわけだから経営難にある可能性が高い。にもかかわらず地域医療構想調整会議の決定に経営者が従わないのには経営者なりの判断（私有財産への執着？）があるかもしれないが、金融機関からは収益改善が見込めず倒産リスクが高い事業体と判定される。その結果、ボーナス時の短期運転資金融資が止められる。ボーナス支払い遅延が起これば職員が辞めていくので病院閉鎖につながる。一方、知事が病院名を公表すればこの動きが早まるので、知事側には倒産の引き金を引いたと非難される政治リスクがある。したがって、筆者が知事であれば、この病院名公表権限を行使することはせず、当該病院が自然淘汰されるのを眺める。ただし、近未来の危機対応のために知事に対して上記第三十条の十二第6項のような強い権限を与えておく意義はある。

　このように、地域医療構想に基づき病床過剰地域で病床削減を推し進めるということは、病院数が大きく減少するということである。ある著名な医療経営者がシンポジウムで、「2025年までに1,000病院消えても驚くにあたらない」と指摘していた。なぜなら、これま

でも病院数は1990年10月10,096病院⇒2000年10月9,266病院⇒2014年12月8,495病院と減少し続けているからである。ただし、病院数が減少することは、国民の医療へのアクセスが悪くなることを意味しない。大病院建設という財源の無駄遣いをやめて浮かせた資金で外来施設、介護施設、在宅ケア事業拠点などをつくれば、むしろ医療へのアクセスはよくなるからである。

「新公立病院改革ガイドライン」でも、都道府県の役割・責任を強化

2015年3月31日、総務省が「新公立病院改革ガイドライン」を発表した。これに先立つ前ガイドラインは、2009年から2013年の5年間実施されたものである。前ガイドラインの成果としては、経営の自由度を高めた地方独立行政法人病院が90（2014年末現在）に増えたことである。しかし、**図表4-2**のとおり、地方公営企業法が適用される公立病院全体の収支構造はほとんど改善されていない。2013年度における補助金合計額は、地方独立行政法人病院に対する補助も加えれば8,000億円を超える。

このように公立病院の収支構造が改善しない大きな理由の一つは、単独施設経営の下で補助金による過大投資を繰り返していることにある。そのため前ガイドラインでも公立病院の再編・ネットワーク化が推奨されていた。しかし、前著『医療改革と経済成長』で紹介したとおり、2008年11月に次のエピソードがあった。

〈『医療改革と経済成長』から抜粋〉
米国の公立病院協会首脳である知人が総務省公立病院担当官、全国自治体病院協議会幹部との医療シンポジウムに招かれパネルディスカッションを行った。知人は、米国では公立病院がサバイバルするため垂直統合によるIHN化を推進していることを説明した。これ

図表4-2 公立病院（地方独立行政法人病院を除く）の収支状況

		2009年度	2013年度
集計対象の（地方公営企業法適用）病院数		916病院	839病院
総収益		3兆9,987億円	3兆9,554億円
	うち他会計繰入金　①	5,664億円	5,185億円
	国庫補助金　②	87億円	71億円
	都道府県補助金　③	88億円	126億円
	小計　④＝①＋②＋③	5,839億円	5,382億円
総費用		4兆1,056億円	3兆9,984億円
純損益		▲1,070億円	▲429億円
資本的収入の補助　⑤＝⑥＋⑦＋⑧＋⑨		2,077億円	2,461億円
	うち他会計出資金　⑥	907億円	960億円
	他会計負担金　⑦	926億円	870億円
	他会計補助金　⑧	79億円	71億円
	国庫（県）補助金　⑨	165億円	560億円
補助金合計　④＋⑤		7,916億円	7,843億円
総収益に占める他会計繰入金の割合		14.2%	13.1%

出所：総務省地方公営企業年鑑より筆者作成

に対して日本側講師の二人から「垂直統合とは何か」と質問されたので、「先ほどあなた方が説明していた公立病院改革ガイドラインの中の地域医療ネットワークのことである」と回答したところ「無反応無視された」というのである。これは、日本側講師が自分たちで複数の医療機関による地域医療ネットワークの図を描いておきながら、依然として単独施設経営の発想から抜けきれず、公立病院改革の中心を複数の病院を合併して大きな病院を作ることだと思い込んでいるためと想像される。

つまり、前ガイドラインの総務省担当官は、公立病院再編ネットワーク化の本質を理解していなかったのである。しかし、今回の「新公立病院改革ガイドライン」には大きな進歩が見られる。都道

府県知事に強い権限を与えた上で、地域医療構想の下で公立病院の再編・ネットワーク化を進める仕掛けになっているからである。

〈「新公立病院改革ガイドライン」から抜粋〉
第3　都道府県の役割・責任の強化
1　地域医療構想の策定等を通じた取組
　都道府県は、医療法に基づき、地域医療構想の策定及びこれを実現するための措置（地域医療構想調整会議の設置、協議が調わない場合の要請・指示・命令等、基金による財政支援等）を講じることとなるものであり、地域の医療提供体制の確保についてこれまで以上の責任を有することとなる。

　地域医療構想の策定と実現に向けた取組の中で、管内の公立病院の役割や再編・ネットワーク化のあり方が決まってくるケースが多くなると考えられることから、都道府県は、自らの公立病院に係る新改革プランとは別に、病院事業設置団体の新改革プランの策定についても、市町村担当部局と医療担当部局とが連携し、適切に助言すべきである。

　<u>特に、再編・ネットワーク化の取組については、複数の市町村が関係する再編や、公的病院、民間病院等との再編も考えられることから、公立病院を設置する市町村等が再編・ネットワーク化に係る計画を策定する際には、都道府県においても、積極的に参画すべきである。</u>　　　　　　　　　　　　　　　　　　　　　　（下線筆者）

高知県の医療介護費のGDP比は18％超

　これからは、医療介護福祉制度の運営が知事の最大の仕事になる時代がくるのである。ちなみに、高齢化の進展により医療介護福祉サービス充実が都道府県民の最大の関心事になっていることに加え、多くの都道府県で医療介護産業がGDP（都道府県内総生産）に占

める割合が第1位もしくは第2位という産業構造になりつつある。

図表4-3は、同割合が高い上位4県の産業構造を示している。医療介護生産額は、厚生労働省が発表している都道府県別医療費と都道府県別介護費用の合計である。医療介護福祉制度の運営が都道府県単位の仕組みになるということは、都道府県内の産業政策に対する知事の役割と責任が重くなることを意味する。医療介護産業の生産性を高めると同時に、医療介護の財源を負担する他産業の振興を図らなければならないからである。

実は、**図表4-3**が示す医療介護生産額のGDP比の値は過小評価で補正の必要がある。分子を構成する都道府県別医療費は、労災・全額自費等の費用を含まない概算医療費ベースの数値である。そのため、都道府県別医療費の全体合計は国民医療費より小さい。一方、分母となる都道府県内総生産の全体合計は国内総生産の数値より大

図表4-3　医療介護費のGDP割合が高い県の産業構造（2012年度）
〈都道府県別データの単純合計と全国統計の誤差補正前〉

	高知県	長崎県	鳥取県	奈良県
医療介護	16.9%	14.5%	14.3%	14.1%
政府サービス	14.7%	12.5%	14.3%	12.0%
民間サービス業	10.0%	9.3%	8.1%	9.6%
製造業	6.9%	12.8%	11.0%	15.3%
不動産業	11.8%	13.4%	14.6%	17.4%
卸売小売業	11.1%	10.8%	10.6%	8.5%
運輸業	5.0%	5.0%	3.4%	3.9%
情報通信業	3.5%	2.9%	3.1%	3.7%
建設業	5.8%	5.4%	6.1%	4.5%
金融保険業	4.0%	3.5%	4.8%	4.0%
農業	2.2%	1.6%	1.9%	0.7%
水産業	0.8%	0.9%	0.4%	0.1%
その他	7.2%	7.4%	7.3%	6.4%

出所：県民経済計算、都道府県別医療費、介護費費用額等より筆者作成

図表4-4 都道府県別に見た医療介護費がGDPに占める割合（2012年度）
〈都道府県別データ単純合計と全国統計の誤差補正後〉

	医療介護費 （億円）	GDP比		医療介護費 （億円）	GDP比
高知	3,721	18.2%	広島	12,155	11.9%
長崎	6,504	15.6%	福島	7,427	11.6%
鳥取	2,532	15.3%	石川	4,771	11.4%
奈良	5,034	15.2%	長野	7,981	11.0%
鹿児島	7,611	15.1%	京都	10,130	10.9%
熊本	7,993	15.0%	岐阜	7,334	10.9%
佐賀	3,660	14.7%	新潟	8,889	10.8%
宮崎	4,750	14.2%	福井	3,145	10.8%
秋田	4,660	14.1%	埼玉	20,716	10.8%
沖縄	5,049	14.0%	宮城	8,444	10.7%
北海道	23,898	13.9%	山梨	3,100	10.5%
愛媛	6,123	13.7%	千葉	18,831	10.4%
島根	3,087	13.7%	群馬	7,340	10.3%
大分	5,334	13.5%	富山	4,247	10.3%
徳島	3,578	13.3%	大阪	35,623	10.2%
山形	4,615	13.2%	神奈川	28,543	10.0%
福岡	21,951	13.0%	栃木	6,885	9.4%
青森	5,481	13.0%	三重	6,480	9.3%
和歌山	4,290	12.7%	静岡	12,965	8.9%
岡山	8,186	12.3%	茨城	9,490	8.6%
岩手	5,042	12.2%	滋賀	4,596	8.4%
兵庫	20,828	12.1%	愛知	24,623	7.6%
香川	4,280	12.0%	東京	48,347	5.6%
山口	6,389	11.9%	全国計	476,657	10.1%

出所：県民経済計算、都道府県別医療費、介護費費用額等より筆者作成

きい。

　図表4-4は、この分子と分母における都道府県別データと全国データの誤差を補正した結果得られる医療介護費とそのGDP比で

ある。高知県の医療介護費のGDP比は18.2％と突出して高い。また、全国平均の10.1％を上回っている都道府県が39である。

「協会けんぽ」の都道府県間隠れ補助金が消える

　「協会けんぽ」の都道府県間隠れ補助金の数値を見ることで、医療介護福祉制度運営における都道府県間競争とは何かを実感することができる。協会けんぽは、中小企業等で働く従業員やその家族のための公的医療保険の愛称である。2008年9月までは政府管掌健康保険として国（社会保険庁）が全国共通の制度として管理していた。それが2008年10月1日付けで全国健康保険協会を設立し、保険収支を原則都道府県単位で管理する仕組みになった。保険料を都道府県ごとに決めるということは、保険者の責任ではない年齢構成格差と所得格差については全国ベースで財源調整するが、それ以外の要素が保険収支に与える影響は各都道府県の保険者が責任を持つということである。しかし、それをいきなり全面適用すると保険料率が大きく上昇する都道府県が発生する。そこで、時間をかけて徐々に全面適用に近づけていく激変緩和措置が実施されている。

　激変緩和措置とは、「都道府県単位の保険収支管理を全面適用した場合に保険料率が全国平均より低くなるはずの都道府県が高くなる都道府県に財源移転している」ということである。つまり、現在の協会けんぽでは都道府県間で補助金の負担と受け取りの関係が発生しているのである。**図表4-5**が2014年度の隠れ補助金の計算結果である。北海道、福岡、大阪の協会けんぽ加入者は、東京、長野、新潟、埼玉、静岡などの協会けんぽ加入者から毎年100億円以上の補助金を受け取っているのである。この激変緩和措置は当初2018年3月で終了する予定だったが、2013年の法改正により2020年3月まで延長された。そして今回の改正法律案に政令を発すればさらに2024年3月まで先送りが可能となる仕組みが盛り込まれた。しかし、

図表4-5　協会けんぽ激変緩和措置の隠れ補助金都道府県別収支（2014年度）

(百万円)

隠れ補助金を負担				隠れ補助金を受け取り			
東京	▲7,416	長野	▲5,027	北海道	11,450	福岡	10,686
新潟	▲4,861	埼玉	▲4,742	大阪	10,058	岡山	3,200
静岡	▲4,459	愛知	▲3,571	佐賀	2,807	広島	2,126
宮城	▲3,407	福島	▲3,402	香川	2,112	熊本	1,995
茨城	▲2,933	千葉	▲2,789	山口	1,668	徳島	1,511
神奈川	▲2,083	富山	▲1,753	長崎	1,445	大分	1,398
岩手	▲1,727	群馬	▲1,664	兵庫	1,210	石川	900
三重	▲1,464	栃木	▲946	高知	800	鹿児島	766
京都	▲928	山形	▲810	和歌山	514	秋田	424
岐阜	▲598	山梨	▲593	愛媛	409	島根	252
滋賀	▲505	沖縄	▲391	奈良	239	宮崎	211
青森	▲376	鳥取	▲150				
福井	▲62						

出所：協会けんぽ「平成26年度都道府県単位保険料率の算定について」等より筆者作成

　この隠れ補助金を負担させられている都道府県の知事が医療制度運営の地域間競争の意義に目覚めれば、この再々延長は難しくなる可能性がある。

第2節
データヘルスの成功条件は、財源と医療機関の連結

データヘルスとPopulation Health

　安倍政権が掲げる日本再興戦略の中で、データヘルスが目玉政策の一つとして位置付けられている。2014年12月に公表された「データヘルス計画作成の手引き」(厚生労働省保険局、健康保険組合連合会作成)は、データヘルスの目的を次のように記している。

〈「データヘルス計画作成の手引き」から抜粋〉
　データヘルス計画とは、健診・レセプト情報等のデータの分析に基づいて保健事業をPDCAサイクルで効果的・効率的に実施するための事業計画です。これは、健康日本21で打ち出された「1次予防重視」と高齢者の医療の確保に関する法律で規定された「特定健診・特定保健指導」を両輪とし、ICTの進歩(健診・レセプト情報等の電子化と解析技術の進歩)とPDCAサイクル技法をエンジンとして、集団全体に働きかけ全体のリスクの低下を図るポピュレーションアプローチや、危険度がより高い者に対してその危険度を下げるよう働きかけるハイリスクアプローチの両面からなる保健事業をより効果的・効率的に展開するものです。これに加えて、健康日本21(第二次)が強く打ち出した「健康を支え、守るための社会環境の整備」という視点に立って、健康的な職場環境の整備や従業員における健康意識・生活習慣の改善に向けた取組を、事業主との協働の下で推進します(コラボヘルス)。これらを通じて、働く人々と家族のさらなる健康、より健康的な職場の実現を目指すものなの

です。

　それが実現すれば、医療費の適正化や職場の生産性の向上等さまざまな効果が期待できます。データヘルス計画という一連の事業を適切に実施するにはそれ相応の人材と経費を要することも事実ですが、それはやがて医療費適正化と生産性向上という効果をもたらすでしょう。その効果は事業所にとどまらず、国全体としては人口減少や高齢化を乗り切る切り札ともなり得ます。その意味で、健康づくりは「投資」と捉えることができます。

　実は、他の先進諸国も同様の目標を掲げた取り組みを医療改革の柱としており、Population Healthと呼んでいる。Population Healthの概念は、医療の財源と提供体制が「公」中心の国々で発案されたものであり、カナダ政府が1974年の医療白書で言及したことが確認されている。しかし、20世紀中は医療データベースが脆弱であったため具体的成果はなかった。ところが21世紀になると日本以外の先進諸国で医療ICT投資ブームが起き、医療データベースの質量が飛躍的に増大した。また、病気になって自ら受診にくる人々の疾病管理だけに注力しても被保険者集団全体の医療費削減を達成できないことが判明した。病気になっても受診しない人、処方薬を指示されたとおり服用しない人の対策や、健常者が健康管理に一層努力するよう促すことも、被保険者集団全体の健康度アップ、医療費節約に重要だったのである。そこで、予防注力、患者受診指導、疾病管理により対象人口全体の健康向上（罹患率引き下げ）と医療費削減を達成するPopulation Healthに再び政策当局の目が向いたというわけである。

　筆者の調査によれば、Population Healthには広域単位型（地域住民全体の健康状態、罹患率、医療費、医療アクセスなどをマクロ分析し指標化⇒カナダ、オーストラリア）と、被保険者集団単位型（一つの被保険者集団をセミマクロ分析、ベンチマーキング評価す

図表4-6　データヘルスとPopulation Healthの比較

共通点	*ICT活用により被保険者の健康向上を図ることで医療費削減を目指す *レセプトデータ解析により被保険者集団構成員を疾病リスクにより階層化 *データ分析を担当するのは保険者 *健康管理指導に従う被保険者にインセンティブ付与		
相違点		データヘルス（日本）	Population Health（米国）
	被保険者に健康指導を連絡するのは	保険者	医療チーム
	個々人の疾病リスク予測モデルの活用	なし	あり
	医療提供者評価システム（ベンチマーキング）及び医師教育とのリンク	なし	あり
	医療提供者側の財務リスク負担（プライマリケアへの包括支払い制度導入）	なし	あり
	医師が患者予約事務を保険者側に委任	なし	あり
	eVisit（スマーフォン等による受診）	なし	あり
	患者の受診情報を保険者側がリアルタイム把握する仕組み	なし	あり
	全国共通の患者ID番号	検討中	なし
	ナショナルデータベースの有無	あり	なし

出所：筆者作成

るにとどまらず、個々の被保険者の健康状態、受診行動をミクロ分析し個別指導⇒米国）の2種類がある。アベノミクスで進めようとしているデータヘルスは後者に近い。そこで2014年3月、キヤノングローバル戦略研究所が米国のOptima Health（センタラヘルスケアの医療保険子会社）の社長マイケル・ダッドレイ氏を招き、日本の保険者団体との意見交換の場を設けた。その結果、データヘルスとPopulation Healthの共通点と相違点が明らかになった（**図表4-6**）。

米国のPopulation Health成功事例

〈医療経済研究機構発行「Monthly IHEP」2014年5月号掲載論文から抜粋〉

　ダッドレイ氏のPopulation Health解説の要点は以下のとおりであり、データヘルスを成功に導くヒントになると思われる事項が多々含まれている。

① オバマ大統領の医療改革によりプライマリケア提供を担う組織としてAccountable Care Organization（ACO：説明責任を果たす医療組織）が創出された。ACOは、医師、病院、保険会社が一緒になって医療の質とコストに説明責任をもつ仕組みであり、米国における医療の提供体制とファイナンスに大きな変化をもたらす。Population Healthは、このACOと一体で進められている。

② 伝統的には、医師は患者一人ひとりに個別に対応していた。つまり、医師は患者が自分の所に来るのを待っていた。これに対して今後は、医師が所属する医療チームが、担当する被保険者集団の中で誰が病気で、または誰が病気になりそうなのかを予測して、医療を受けるべき人にこちらからアクセスするようになる。そのためには臨床情報システムが必要になる。患者データベースを作り、人々を疾病リスクの観点から階層化、医療を必要とする人を特定、健康な人にはウエルネスプログラムを提供する。

③ 従来、患者は医師の前に座って医師に言われたとおりにしていた。今後は、患者自身が自らの健康向上のために関与してもらうことになる。医師が新しい臨床情報システムを持つように、患者側もスマートフォンのようなデバイスなどを使って自らの健康情報を持ち改善に努める必要が出てくる。

④ これまで患者は病気ごとに医療機関を探して回り満足度も低かった。今後は、患者が真ん中にいてそれを医療チームが取り囲んでいる。患者が迷わないようにこの医療チームがナビゲートする。

医療チームの中で最も重要な役割を担うのがプライマリケア医であり、その被保険者集団の医療ニーズを把握し、医療チームを組織する。これまでの医療チームとの違いはマイヘルスマネジャーが加わった点である。これは医師であってもいいし、看護師であってもよいが、データを理解しデータマイニングができる必要がある。また、慢性病患者は複数の疾患をもっている傾向にあり、症状が徐々に悪化することによりうつ病も併発する。そこで、精神科医や精神セラピストも医療チームに加えた。

⑤Optima Healthは旧来型保険会社ではなくヘルスプランである。旧来型保険会社は、企業、個人、政府から保険料を受け取り、加入者が医療を受けてその請求書がきたら支払う、保険料と診療報酬支払いの差額が利益となる仕組み。つまり、財務リスクの全てを保険会社が負担。これに対してヘルスプランでは医療提供者にも財務リスクの一部を負担してもらっている。すなわち、ヘルスプランは、従来の保険会社の仕事に加えて、被保険者集団全体の健康状態と医療ニーズを分析、医師や病院と情報共有する。そして今健康な人々にウエルネスプログラムを提供し健康を維持するように働きかける。そして後述する目標を達成したら年度終了後にヘルスプランが医師たちにボーナスを支払う。その財源確保のためには被保険者集団全体の医療費が理論値を下回る成果をあげなければならない。

⑥医師毎に数千名規模の被保険者集団を担当させ財務リスクの一部を負担させるのであれば、被保険者集団毎の疾病リスクを計測し評価を公平に行う必要がある。そのためのツールがPopulation Analysisである。例えば、その医師が担当する被保険者集団の医療費の疾病別内訳を把握し、取り組み優先度の高い疾病と対策を吟味する。高価格薬を処方する傾向があれば、ジェネリック薬を使うように指導する。

⑦ヘルスプランは、医師に対してナースがライセンスの範囲ででき

ることを可能な限り発揮させるようお願いしている。ナースにも正看護師、ナースプラクティショナー、医師アシスタントなど色々ある。米国でもその活用に消極的な医師がいる。医師がナースにできるだけ多くの仕事を任せれば、医師はもっと多くの患者を診ることが可能になりアクセスが向上する。現在医師一人で約2500名の患者を診ることができている。この医療チームのモデルがフルに機能すれば、5000名、6000名の患者を担当できる。
⑧被保険者一人ひとりがコンピュータープログラムを使って自ら健康管理するMyLife MyPlanというツールを提供。具体的には、栄養・運動量・体重の管理、フィットネス割引、禁煙プログラム、アフターナースコール（医療機関の時間外でも電話相談できる仕組み）を用意している。
⑨主要疾患別に被保険者一人ひとりの受診行動とそれを担当する医師の診療行動の適否を観察できるツールとして、Disease Registry（疾患登録）が重要。例えば、ある医師が担当している被保険者集団の中の糖尿病患者全員について、最も直近の来院がいつだったのか？次の来院予定は？ヘモグロビンA１cの値は？コレステロール、血圧、眼の検査はいつ受けたのか？といった情報が一覧表で表示され、目標との乖離度が色で判別できるようになっている。医師は自分の医療チームと週１回会議を開き、医療チームからアプローチすべき問題患者を決定する。複数の医師を束ねているリーダー医師は、各医師が担当している被保険者集団全体の乖離度をベンチマークと比較し、低評価だった医師を指導する。この低評価医師には無料で１年間コーチをつける。場合によっては２年間猶予する。それでも改善が見られなければ、医療チームから除外される。医師ライセンスをはく奪されることはないが、センタラヘルスケアが組成したACOに参加できなくなる。
⑩たとえ患者が医療チームの指導に従わない場合でも、ヘルスプラン側が保険を解約または当該患者だけ保険料を引き上げることは

法律で禁じられている。保険料は被保険者集団の平均（地域料率）ベースで決定しなければならない。

⑪Population Healthを成功させる第1の秘訣は、医師、病院、ヘルスプランが協力して共通の目標を認識して取り組むこと。2010年に医療改革法が成立した時、多くの病院がACO設置に飛びついたが、その大半が失敗に終わっている。一方、センタラヘルスケアはすぐにACO設置に動かず、医師、病院、ヘルスプランが共通の目標のもと協力しあう仕組み作りに3年をかけた。どのようなアウトカムを目指すのか？そのためのアクセスの改善は？パフォーマンス評価方法は？それらがスタッフ、医師、患者から見てどうなのか？等についてしっかりと吟味した。第2の秘訣は、Data drivenつまりデータに基づいて決定すること。ACO設置に飛びつき失敗した病院群は、グループ内にヘルスプランがなくPopulation Healthに不可欠なデータを持っていなかった。センタラヘルスケアは、子会社にOptima Healthがあったことに加え、もっとよいデータを確保するために500万ドルのシステム改善投資をした。

⑫このようにPopulation HealthのインフラとなるPrimary care medical home の仕組み作りを入念に行った後、質に関する目標設定を行った。その1年目はプロセス（ワークフロー）関連の目標を設定した。例えば当日予約を可能にする仕組み、あるいは時間外にナースが電話を受ける仕組みなど。従来は、患者が「今日予約できますか」と電話しても「6週間後とか3か月後」と言われた。患者は退院して自宅に戻った時に混乱しており、主治医のところに何時行ったらよいのか？薬は何を飲むべきか？を正確に知らない。そこで退院した患者が7日以内に医療チームとコンタクトをとることを基準にした。続く2年目は、アウトカム関連の色々な臨床パラメーターで目標を設定。例えば、医師が担当する糖尿病患者集団の血圧コントロール達成が50％であれば、次の

年の目標を55%にするといった具合である。

⑬このように医師とヘルスプランの信頼関係形成に時間をかけた結果、患者予約をヘルスプラン側で行うことを医師が受け入れた。現在はヘルスプラン側のナースが医師にかわり患者予約を管理している。これは従来の仕組みと決定的に異なる点だ。

⑭米国のビジネス法は、競争している事業体同士で情報共有することを禁じている。これは医療にも適用される。例えば、2人の医師が競合関係にある場合に診療価格情報を交換してはならない。しかし、法律に基づいて組成されたClinical Integrated Network（CIN）の中であれば情報共有が許される。しかし、CINに参加している医師同士の情報共有が簡単にできるわけではない。なぜなら、独立開業医であるそれぞれの医師たちが使っている電子カルテシステムが同じとは限らない。未だに同一疾病をしばしば異なる名称で呼んでいる。したがって、CINに参加する医師たちは、診療内容や用語の標準化に協力しあわねばならない。驚くことに医師たちは標準化に積極的だ。10年前、医師たちは標準化要請をレシピに基づいた Cook made medicine を強制されると反発した。しかし、医療システムが非常に複雑化したので、今では医師の方から標準化を求めてくるようになった。また、若い医師たちは標準化に抵抗感がない。

⑮医師、病院、サプライ部門はそれぞれの情報システムを使っている。ヘルスプランも保険請求システム、薬局関連システム、ケアマネジメント関連システムなど固有のシステムを使っている。これらのデータを使いやすくするためデータウエアハウスを構築した。CINへの参加者は、これらのデータを共通のデータウエアハウスに格納することに同意している。それらのデータは、患者一人に1つのIDで管理する必要がある。しかし、患者の名前は患者が受診した医療機関毎に微妙に異なっていることが多い。そのために、Common Patient Identifier という名寄せのためのツール

がある。なお米国では約10年前に、漏えいした場合に金融犯罪等に悪用される懸念から社会保障番号を患者IDに利用することを中止した。

⑯このデータウエアハウスは非常にパワフルだが、入っているデータは古い。例えば、Optima Healthの保険支払データは、医師が請求するのが1か月遅れ、支払いがさらに1か月遅れと計約2か月遅れ。病院の入院費用に至っては、病院側が請求するのに3か月遅れ、我々が支払うのに2か月遅れ、結果として5か月遅れ。そこで、Population Managerというツールを開発した。これは、患者が診療を受けたという情報からデイリーベースで診療所や病院のデータを引っ張ってくる。これによりほぼリアルタイムで情報把握できるようになった。

⑰センタラヘルスケアが蓄積したデータは、法律で連邦政府や州政府に提出する義務が課せられている。ただし、政府に提出しているデータの主なものは、入院患者数、在院日数、主要疾病など病院入院に関するデータであり、医師データはあまり提供されていない。なぜなら、医師数が多過ぎるからだ。医師の多くは政府に提出するのに必要なITを持っていない。しかし、近い将来、規模の大きな医師グループに対しては連邦政府や州政府が提出要請する可能性がある。

日本のデータヘルス成功への示唆

前述の米国のPopulation Healthの成功要因のうち、日本のデータヘルスの議論で抜けていることは、予防と患者受診指導、疾病管理の成果として、医療費減少が確認できたら担当医師にボーナスを支払うという仕組みである。これは、医療機関と保険者が実質的に連結したビジネスモデルである。そしてこのような仕組みが成り立つためには、被保険者一人ひとりの疾病リスクを計測し、予防や患

者受診指導、疾病管理を行わなければ将来必要になると予測される医療費の理論値を計算するシステムが必要である。

図表4-7は、センタラヘルスケアの職員2万名のうち糖尿病など重篤な疾患にかかっている職員254名に対して受診指導、疾病管理が医療費減少につながるかどうかを6年かけて検証した結果を示している。不規則にしか受診していなかった職員にも受診を促すため開始直後は医療費の実績値が理論値を上回った。しかし、その後は実績値が理論値を下回り、医療費節約累計額が440万ドルになった。同様に**図表4-8**は、健常な職員3,936名をウエルネスプログラムに参加させ医療費減少効果を検証した結果である。これも医療費節約累計額が210万ドルとなった。

これに関連し、2015年4月17日の衆議院厚生労働委員会で厚生

図表4-7 重篤疾患職員に対する疾病管理の医療費節約効果の検証

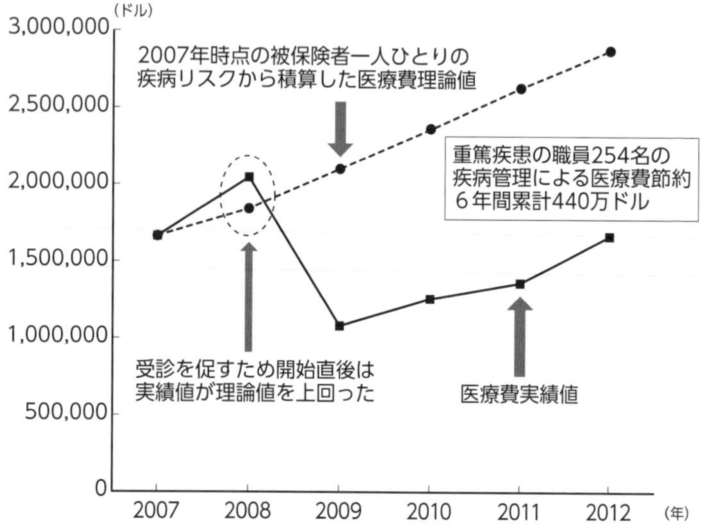

出所：センタラヘルスケア提供資料より筆者作成

図表4-8　健常者に対するウエルネスプログラムの医療費節約効果の検証結果

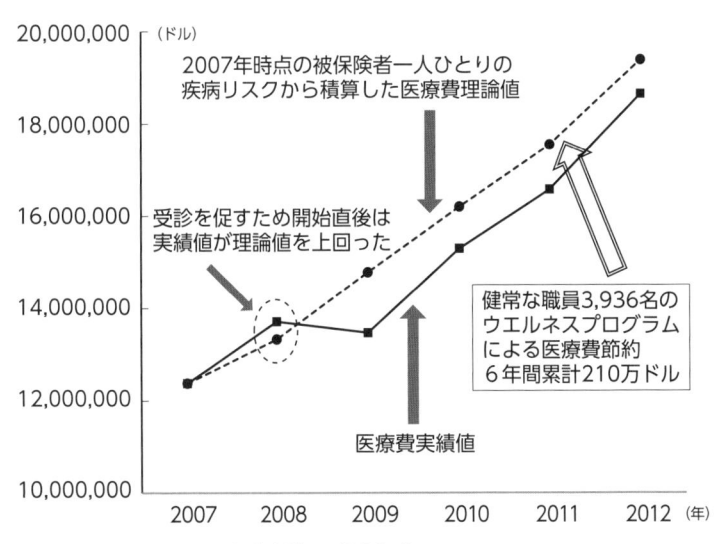

(グラフ)
- 2007年時点の被保険者一人ひとりの疾病リスクから積算した医療費理論値
- 受診を促すため開始直後は実績値が理論値を上回った
- 健常な職員3,936名のウエルネスプログラムによる医療費節約 6年間累計210万ドル
- 医療費実績値

出所：センタラヘルスケア提供資料より筆者作成

労働省唐澤剛保険局長と井坂信彦議員（維新の党）の間で行われた質疑応答が、データヘルス、Population Healthの本質に関わる論点を含んでおり興味深い。

＜2015年4月17日衆議院厚生労働委員会会議事録から抜粋＞
（井坂議員）まず、今回、健康づくりなどをやっている被保険者個人に対して、いろいろなインセンティブ、キャッシュバックであったりとか、場合によっては保険料の引き下げも行ってもいい、こういう話が出てきておりますが、お伺いをしたいのは、よく似ているんですが違う話で、要は、病気にならなくて、ある被保険者個人が医療保険を仮に一年間使いませんでした、その場合に、その人にキャッシュバックや保険料引き下げを行うようなことは今回の法改正で可能になりますでしょうか。

（唐澤保険局長）今先生の御指摘の、例えば、一年間で医療機関に全く受診をしなかったというようなことについて、これを何らかのポイントですとか保険料ですとか、そういうものにつなげてしまいますと、これはもう受診抑制で、必要なときに行かなくなってしまうというようなことになっては困るではないかというような御懸念も指摘をされております。私どもは、そういうようなことではなくて、むしろプラスの、積極的な面を評価していくことが重要だと思っておりますので、そういう観点から、今先生が御指摘の予防、健康づくりの評価の基準、それをきちんとつくっていくことが重要だと思います。

（井坂議員）<u>健康づくりというプロセスに対してキャッシュバックとかのインセンティブ、動機づけを行うのか、それとも、結果的に病気になりませんでした、医療機関にかかりませんでしたという結果に対してインセンティブをつけるのか</u>。違いは、これは議論の余地があるというふうに思ってお聞きをしております。健康づくり、予防の活動と、それから、実際それが病気にならないということのリンクが、・・・なかなか世界的にそこが、健康づくりの活動をやったからこれだけ病気になる人が減りましたという、いわゆるデータに基づく健康づくりということがはっきりしていない中で、やみくもにプロセスだけにインセンティブをかけて、しかもそれが保険財政を毀損させるような形のインセンティブであれば・・・

（唐澤保険局長）今先生御指摘いただきましたように、なかなか、確立されたエビデンスという点では、いろいろな御議論がございます。そして、物すごく大きな人数で科学的に、二重盲検法に近いような形でデータをとったところまではなかなかないのでございますが、ただ、<u>やはり、予防や健康づくりが全体としてはプラスに作用するということは否定はできないと思います</u>。　　　　　　　　（下線著者）

　ダッドレイ氏によれば、センタラヘルスケアの場合、保険加入者

が用意されたプログラムに参加することにインセンティブを付与するという考え方を採用している。したがって、疾病管理を行っても医療費が高額になる重篤疾患の保険加入者に対しても、プログラムに参加していればオバマ医療改革で導入された保険料割引を適用することを検討している。つまり、プログラムの結果責任は、保険者と医療スタッフで編成された医療チーム側が持つということである。また、セントラヘルスケアは米国でも最先端の医療ICT投資を行い、さまざまな項目でベンチマーキング分析を活用しているが、エビデンスデータが常に100％正しくなければならないという考えに立っていない。専門家同士の議論においては信頼度が70〜80％のデータからでも正しい結論を導き出せるはずだからである。

　一方、わが国の国民健康保険の中に保険加入者が1年間受診しなかったら一定額のボーナスを支払う制度を導入し話題になっているところがある。この仕組みが正当化される必要条件は、セントラヘルスケアのように、すべての保険加入者の受診行動と健康診断結果を把握するデータベースを有することであるように思われる。

第3節 日本の医療ICT政策の欠陥と打開策

システム投資が目的化し、利用者視点が抜けている

　先の解説を踏まえて日本側保険者団体とダッドレイ氏が意見交換した中で最も印象に残った同氏の指摘は、「米国にはレセプトのナショナルデータベースも共通の患者ID制度もない。これに対して、日本の保険者がナショナルデータベースを構築し医療に使えるマイナンバー制度を導入するのであれば、将来、日本の方が米国より優れたPopulation Healthになるのではないか」である。

　しかし、現状ではわが国の医療ICT（Information and Communication Technology）活用は他の先進諸国から大きく遅れていると言わざるを得ない。その現状評価と理由に関わる論点については、政府のIT総合戦略本部の新戦略推進専門調査会医療・健康分科会の議事録に列挙されている。すなわち、「日本の医療情報システムが連携なり横展開したものがほとんどない」（同分科会第2回議事録）のであり、「これまでの我が国のIT政策は……まずシステムを導入して何に使おうかというように考えるところがあり、それが役に立たなかったということになったケースがかなりある」（同分科会第3回議事録）のである。

　例えば、厚生労働省は地域医療情報ネットワークの成功事例として、長崎県の「あじさいネット」をしばしば紹介している。これは、2015年4月24日現在、長崎県内の27医療機関（病院）が患者の同意を得て247医療機関（主として診療所、薬局44を含む）にカルテ情報を提供する仕組みである。しかし、247医療機関は情報閲覧す

るのみで自らが持つ患者情報を開示しないし、情報開示する27医療機関の間の情報共有もシステム上可能であるにもかかわらず行っていない。情報開示する27医療機関の間で患者情報を共有しないのは個人情報保護の問題があるからだそうだ。しかし、あじさいネットに登録した利用者が自らの医療向上のために27医療機関の間で情報共有されることに反対するとは考えにくい。むしろ27医療機関がライバル関係にもあるという事情が影響しているのではないか。そして、利用登録者数は4万3,519名である。2004年11月稼働後10年間の普及率が県民137万人の3.2％に過ぎないということは、成功事例ではなく失敗事例に分類すべきであろう。

これに対して、オーストラリア政府が2012年6月に運用開始したPHR（Personal Health Record）は、2013年12月現在の利用登録者数120万人と1年半で国民の5.1％に普及、制度の滑り出しは順調である。

この長崎県あじさいネットとオーストラリアPHRの差は、利用者から見た「役立つかどうかの評価」の差に他ならない。長崎県あじさいネットが医師の間の患者情報共有にとどまるのに対して、オーストラリアPHRは、診療録に加えて受診予定情報、過去のレセプト・処方箋記録、自覚症状記録、アレルギー情報、子供のワクチン接種履歴、臓器提供意思登録などを包含し利便性が高い。オーストラリア国民はこのPHRをスマートフォンで利用できる。

EMRでPHRを上回る利便性を提供できる

医療ICTを議論する際、EMR（Electronic Medical Record）、EHR（Electronic Health Record）、PHRの3つを明確に区別する必要がある。米国の医療ICT専門書によれば、EMRとは「一つの医療事業体が自らの患者たちの電子診療録をデータベース化したもの」である。日本ではEMRを病院の電子カルテシステムととらえて議

論する傾向にあるが、その本質は「経済的利害が一致している同一医療事業体の中で医療チームが情報共有するためのシステム」なのである。EHRは、このEMRを複数束ねて特定患者にリンクさせない形でデータベースを構築、研究や政策に活用する仕組みのことである。PHRは、EMRに蓄積された診療録の編集・管理権限を患者自らが持ち、受診先医療機関に情報提示する仕組みである。つまり、EMRがEHRとPHRのインフラなのである。

　日本の医療ICTの欠陥は、個々のEMRの規模、すなわち一つひとつの医療事業体の規模が小さいことに原因があるように思われる。地域医療圏で中核となる医療事業体の規模が大きければ、まずその事業体の中で患者情報共有が進む。そして、他の医療機関も患者情報共有に参加することで患者獲得において競争優位になるので中核事業体と業務提携するインセンティブが働く。しかし、長崎県あじさいネットの例で見たように、情報共有で中核機能を果たす医療事業体が存在しないと医療機関側の利害関係で情報共有が進まず、利用者側にメリットが伝わらないのである。

　この点に関してセンタラヘルスケアの戦略が非常に参考になる。センタラヘルスケアは、EMRを拡充、進化させることでオーストラリアのPHRと同等以上の利便性を地域住民に提供している。患者は、自宅のパソコンやスマートフォンで検査結果閲覧、処方箋更新、診療予約、医療チームとの交信、家族の健康管理指導、eVisit[*]ができる。最近では在宅ケアにICTを本格導入している模様である。

　わが国では、日本版PHRである「どこでもMY病院」は失敗に終わった。しかし、筆者が提案している非営利ホールディンカンパニー制度を導入し全国にセンタラヘルスケアのような事業体を生み出し大規模EMRを構築すれば、どこでもMY病院が掲げた目標を実現できるのである。

＊eVisit：インターネットを使って主治医から遠隔医療を受けることに対して、診療報酬が支払われる仕組み。

小規模実証事業を繰り返しても徒労に終わる

 このことは、IT総合戦略本部・新戦略推進専門調査会医療・健康分科会の第1回議事録でも指摘されている。

〈医療・健康分科会の第1回議事録から抜粋〉
 本当にこれが世の中の役に立つのだということを証明しないといけません。そのためには、あまり規模の小さいことをやっていたのでは証明にならないですね。一定程度、せめてエストニア(人口134万人:筆者注)ぐらいの規模でやらないと、多分データは出てこないと思うのです。

 要するに、わが国が医療ICT活用で後れをとっているのは、ICTそのものに原因があるのではなく、ICTを活用する患者、医師、医療機関、保険者、行政当局の間の利害調整を行う仕組み、医療事業体のガバナンス、組織構造に問題があるのである。医療ICT活用に関係する人々がバラバラで共通の目標を持たない中で医療ICTの部品に過ぎない実証事業を繰り返しても徒労に終わる。補助金依存の下で個々に成功した小規模実証事業を全部集めてみても、医療制度全体で最適にはならず、どの実証事業の普及も中途半端な結果になるからである。これを打開する鍵は、「もう実証実験の段階ではない。どうやってインテグレートしていくか」(同分科会第2回議事録)なのである。この医療ICT活用の核になるインテグレートされた仕組みこそが、非営利ホールディングカンパニー型医療事業体に他ならない。

重要なのは、クラウド型か従来型かの選択よりも経営判断

　わが国においてもクラウド型医療情報システムが民間医療事業体で導入され始めている。厚生労働省は、2012年度厚生労働科学特別研究事業として「災害に強い次世代型電子医療情報（クラウド型電子カルテ）システムの構築に係る倫理・安全上の問題点を解消するための基本設計」（研究代表者：桐野高明〔国立病院機構理事長〕）を実施、米国退役軍人省の医療部門Veterans Health Administration（以下VHAと略す）が構築しているクラウド型医療情報システムを国立病院機構に導入することを模索している模様である。また、厚生労働省は2014年3月に公表した「健康・医療・介護分野におけるICT化の推進について」（**図表4-9**）の中で、「クラウド等の最新技術を用いることによる設備投資にかかる費用の低廉化策の検討及びこうした技術を安全に利活用するためのルールづくりの進捗状況を踏まえ、実証事業によるネットワークモデルの構築を図るべく検討を進める。」と記している。しかし、クラウド型医療情報システムに対しては、医療・健康分化会第3回議事録に次の指摘がある。

〈医療・健康分化会第3回議事録から抜粋〉
　厚生労働省等の資料には「クラウド化による経費の廉価なシステムの導入」と書かれてあるが、果たして本当に廉価になるか。2000年頃から様々な地域医療連携やプロジェクトが国の補助金等で実施されてきたが、その中で主なコスト要因は、実はハードウエアや通信機器ではなくて、参加する医療機関や介護機関がそれぞれに保有していたシステムにある情報の標準化や個々の手当てのために発生する人件費とわかる。これが膨大な額になって、なおかつ実証実験が修了した後も続けようとすると、システムは5年毎程度で

図表4-9　厚生労働省がICT化推進のために掲げた課題と取り組み

健康・医療・介護分野におけるICT化の推進

I　医療情報連携ネットワークの普及促進による医療の質の向上と効率化の実現

地域の医療機関や介護事業所の連携による患者・利用者の状態にあった質の高い医療の提供が重要。迅速かつ適切な患者・利用者情報の共有に向けてICT技術を活用する、**医療情報連携ネットワークの普及・促進を図る。**

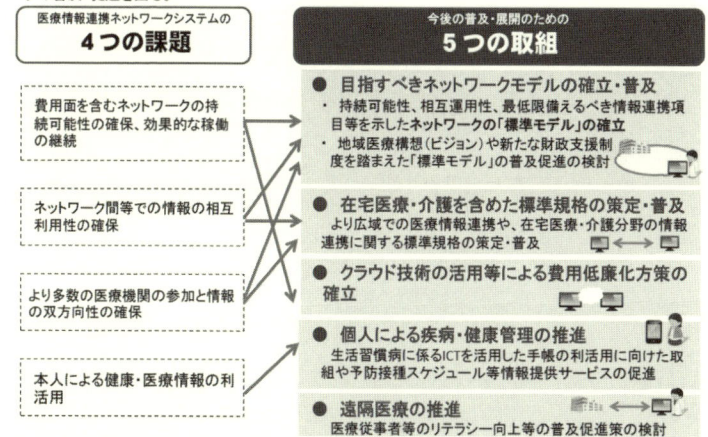

医療情報連携ネットワークシステムの 4つの課題

- 費用面を含むネットワークの持続可能性の確保、効果的な稼働の継続
- ネットワーク間等での情報の相互利用性の確保
- より多数の医療機関の参加と情報の双方向性の確保
- 本人による健康・医療情報の利活用

今後の普及・展開のための 5つの取組

- **目指すべきネットワークモデルの確立・普及**
  ・持続可能性、相互運用性、最低限備えるべき情報連携項目等を示したネットワークの「標準モデル」の確立
  ・地域医療構想（ビジョン）や新たな財政支援制度を踏まえた「標準モデル」の普及促進の検討
- **在宅医療・介護を含めた標準規格の策定・普及**
  より広域での医療情報連携や、在宅医療・介護分野の情報連携に関する標準規格の策定・普及
- **クラウド技術の活用等による費用低廉化方策の確立**
- **個人による疾病・健康管理の推進**
  生活習慣病に係るICTを活用した手帳の利活用に向けた取組や予防接種スケジュール等情報提供サービスの促進
- **遠隔医療の推進**
  医療従事者等のリテラシー向上等の普及促進策の検討

出所：厚生労働省公表資料「健康・医療・介護分野におけるICT化の推進について」から抜粋

入れ替えていくことになる中で、その度の対応が不可能となり、継続性もなければ費用もかかってくる。

　この指摘の成否は、厚生労働省がモデルにしているVHAのクラウド型医療情報システムVeterans Health Information System and Technology Architecture（略称VistA）の米国内での評価を通じて考察できる。実は、VHAは世界最大のIHN（Integrated Healthcare Network：統合ヘルスケアネットワーク）なのである。病院150、外来施設・居住施設1,400を有し830万人を超える退役軍人に必要な医療を包括的に提供、その事業規模は2014年9月期で650億ドルである。**図表4-10**のとおり、全米を23の地区に分け

図表4-10　米国の退役軍人省医療事業部門は23の大規模ＩＨＮの集合体

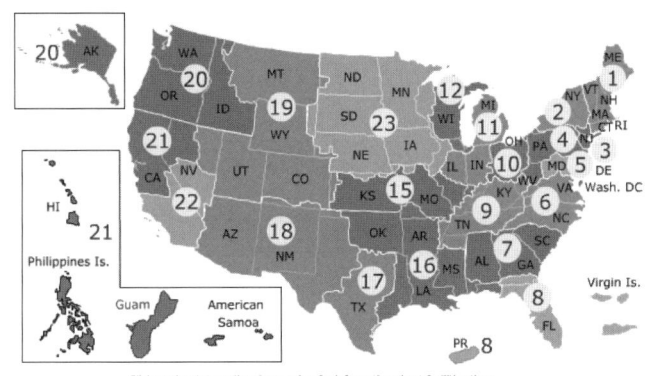

Click on the state or the visn number for information about facilities there.

Veterans Integrated Service Networks:

出所：Veterans Health AdministrationのＷＥＢサイトより転載

てそれぞれに大規模IHNを構築、VHAが親会社機能を担う仕組みである。VistAは当然、世界最大のクラウド型医療情報システムであり、財源と医療提供体制が共に「公」中心の他の先進諸国からも注目され高い評価を受けている。2013年には英国政府がVHAと医療ICTの技術交流をするため3年間の業務提携契約を締結したことが話題になった。

図表4-11は、VistAのコストがVHAの予算に占める割合と、従来型システムである民間医療事業体との比較を示している。医療・健康分化会委員が指摘したとおり、クラウド型であるVistAの場合、ハード投資コストは従来型より割安だが維持コストが従来型より大きく、トータルで従来型よりコストがかかっている模様だ。ただし、この比較研究を行った報告書によれば、VistAの方が民間医療事業体よりもICT活用範囲が広い。また、VistAによる成果を金額にするとコストを2007年までの累計で31億ドル上回っている。そして同報告書は、VistAの成功はVHAの医療事業体としての統合度が高

図表4-11 退役軍人省医療部門ICT投資が予算に占める割合と民間比較
〈2001年から2007年の期間の平均値〉

	退役軍人省医療部門	米国の民間医療事業体
ICTコストが予算に占める割合	4.76%	3.97%
ハード投資コストが予算に占める割合	1.10%	1.47%
維持コストが予算に占める割合	3.65%	2.49%

(注): ICTの投資項目は退役軍人省医療部門の方が民間より広い
四捨五入のため合計は必ずしも一致しない
出所: Colene M. Byrne, Lauren M. Mercincavage, Eric C. Pan, Adam G. Vincent, Douglas S. Johnston, and Blackford Middleton. The Value From Investments In Health Information Technology At The U.S. Department Of Veterans Affairs, APRIL 2010 HEALTH AFFAIRSより筆者作成

いことにあると結論付けている。これは、単独施設立地病院の集合体に過ぎないわが国の国立病院機構にVistA類似のシステムを入れてもコストに見合うだけの成果を上げることは難しい、ということを示唆している。

一方、民間医療事業体である他のIHNの場合、VHAのレベルまでICT活用を徹底追求しているところは少なく、ICT活用のレベルには格差があるようである。この点についてセンタラヘルスケアの首脳は、「医療情報の活用で思いつくことは、技術的にはほぼすべて可能になってきた。しかし、ベネフィットとコストのバランスを考えねばならない。ICT活用をどこまで追求するかについて最適解はなく、個々の医療事業体ごとに異なってもよい。あくまで経営判断の問題である」とコメントしていた。これをヒントに筆者が出した結論は、財源が米国より限られている日本の医療事業体の場合、「売上高に占めるICTコストの許容割合を先に決め、その制約の中でICT活用項目に優先順位を付ける経営判断を入れて実行していく」という方法である。

第4節

日本版IHN創造の要諦

大学から附属病院を分離し、国公立病院と経営統合させる

　筆者がアベノミクス成長戦略の具体策として最重要目標としてきたのは、大学から附属病院を分離することを認める規制緩和を行い、同一医療圏内の国公立病院と経営統合する道を開くことである。これは、第2章第1節で述べたとおり、2014年6月の「日本再興戦略」改訂2014に盛り込まれた。しかし、非営利ホールディングカンパニーの議論が持分あり医療法人を主たる参加者とする地域医療連携推進法人に誤誘導されたために、附属病院分離の検討はほとんど棚上げ状態に追いやられた。しかし、2015年4月14日に開催された産業競争力会議第17回実行実現点検会合で（医療介護等）主査・小林善光氏（三菱ケミカルホールディングス会長）がこの問題をクローズアップしてくださった。

〈小林主査の提出資料「医療介護分野の成長戦略の進化に向けて」から抜粋〉
大学附属病院の大学からの別法人化について

　他の病院との一体的経営を志向する大学附属病院について、大学から別法人化することを可能とすることで、地域における医療提供体制を充実させつつ、先進医療分野で大学病院が持つ能力を最大限発揮できるような環境を整備できる。大学附属病院の経営自由度を高め地域医療の核とするやり方は海外でも有力な手法となっており、

地域イノベーション推進や地域創生の観点からも有効である。

　こうした別法人化の目的を踏まえ、別法人化後の大学附属病院が、病院としての機能を十全に発揮できるよう、経営の自由度を十分確保できるような形で制度設計を行うべき。

　この指摘に対して文部科学省は、2015年6月に行われる成長戦略再改訂までに結論を出すとのことである。筆者は、文部科学省が大学から附属病院を分離することを認めるのは必然と考えている。なぜなら、附属病院の収支が当初予算より悪かった場合、医学部のみならず他学部の財源を侵食、大学運営全体に大きな負のインパクトをもたらすからである。ちなみに、国立大学法人が運営する45病院の収支は最近数年間良好であった。これは、民主党政権誕生以降の診療報酬改定で急性期ケアに財源がシフトしたことが寄与している。しかし、2015年4月24日の国立大学附属病院長会議が発表した2015年3月期決算見込みによれば、前期296億円の黒字から83億円の赤字に転落した模様である。第1章で述べたとおり、財政危機が本格化することにより、今後、診療報酬単価のプラス改定は期待できない。附属病院の収支はこれからさらに悪化すると予想される。大学は病院経営リスクを負担すべきではないのである。

"日本のピッツバーグ"を目指すための6つの条件

　岡山大学が米国ペンシルバニア州ピッツバーグ周辺に形成された医療産業集積に着目し岡山大学IHN構想を掲げたことから、その中核事業体であるUniversity of Pittsburgh Medical Center（ピッツバーグ大学医療センター：略称UPMC）のビジネスモデルと成功要因に関心が高まっている。UPMCの名称の中に"ピッツバーグ大学"が入っているが、UPMCは大学附属病院ではなく法的に独立した民間事業体である。**図表4-12**のとおり、その医療圏はペンシルバニ

図表4-12 UPMCの医療圏

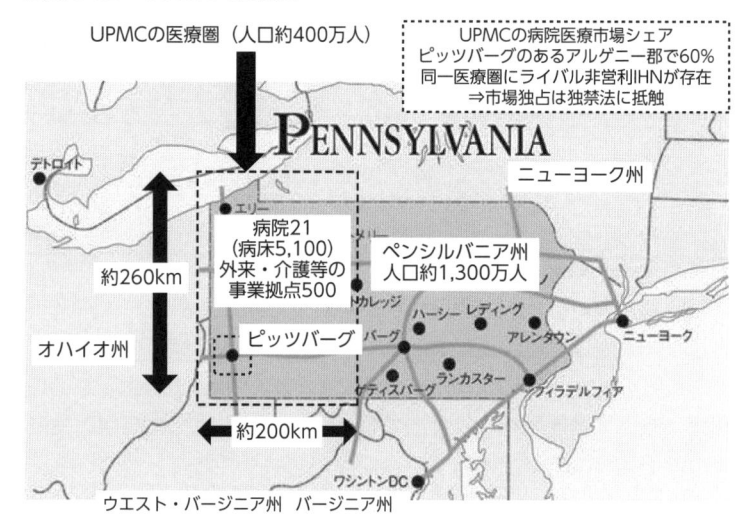

UPMCの医療圏(人口約400万人)

UPMCの病院医療市場シェア
ピッツバーグのあるアルゲニー郡で60%
同一医療圏にライバル非営利IHNが存在
⇒市場独占は独禁法に抵触

PENNSYLVANIA

ニューヨーク州

デトロイト

エリー
病院21
(病床5,100)
外来・介護等の
事業拠点500

ペンシルバニア州
人口約1,300万人

約260km

カレッジ
ハーシー レディング
バーグ　　　　　　アレンタウン　ニューヨーク
ピッツバーグ
ランカスター
ゲティスバーグ　　　　　　　フィラデルフィア

オハイオ州

←約200km→

ワシントンDC
ウエスト・バージニア州　バージニア州

出所：UPMC公表資料等より筆者作成

ア州西側半分、日本の中国四国9県を合わせた広さがあり、人口約400万人。UPMCの2014年6月期売上高は114億ドルであり、ピッツバーグ大学の事業規模20億ドルの6倍近い。収益の中から行う社会貢献拠出も8億8,800万ドル（1,000億円超）と巨額である（**図表4-13**）。1986年に附属病院3つを大学医学部から分離してゼロスタートしたUPMCは、2010年にメイヨークリニックを売上高で抜いた。日本が学ぶべきその成功の条件を列挙すると以下のとおりである。

条件1　急性期病院のダウンサイジングと、サテライト施設多数配置による成長

UPMCの病院数は21で病床数は5,100である。この病床数は、日本病院会会員である岡山市内の病院21の病床数合計5,883より少な

図表4-13 ピッツバーグ医療産業集積の全体像

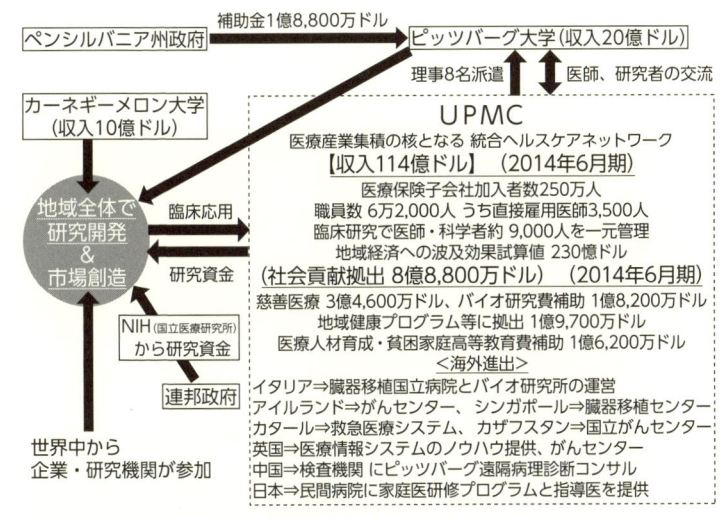

```
                    補助金1億8,800万ドル
┌──────────────┐ ──────────────→ ┌──────────────────────┐
│ペンシルバニア州政府│                    │ピッツバーグ大学(収入20億ドル)│
└──────────────┘                    └──────────────────────┘
                              理事8名派遣 ↕ 医師、研究者の交流
┌──────────────┐     ┌─────────────────────────────────────┐
│カーネギーメロン大学│     │              UPMC                    │
│ (収入10億ドル)  │     │  医療産業集積の核となる 統合ヘルスケアネットワーク │
└──────────────┘     │       【収入114億ドル】 (2014年6月期)       │
       ↓             │     医療保険子会社加入者数250万人               │
  ┌─────────┐ 臨床応用│     職員数6万2,000人 うち直接雇用医師3,500人    │
  │地域全体で  │ ────→ │     臨床研究で医師・科学者約9,000人を一元管理    │
  │研究開発   │       │       地域経済への波及効果試算値 230億ドル      │
  │  &      │ 研究資金│ (社会貢献拠出 8億8,800万ドル) (2014年6月期)   │
  │市場創造   │ ←──── │  慈善医療 3億4,600万ドル、バイオ研究費補助 1億8,200万ドル │
  └─────────┘       │    地域健康プログラム等に拠出 1億9,700万ドル     │
       ↑             │   医療人材育成・貧困家庭高等教育費補助 1億6,200万ドル │
  ┌─────────┐       │              <海外進出>                   │
  │NIH(国立医療研究所)│     │ イタリア⇒臓器移植国立病院とバイオ研究所の運営   │
  │から研究資金 │       │ アイルランド⇒がんセンター、シンガポール⇒臓器移植センター│
  └─────────┘       │ カタール⇒救急医療システム、カザフスタン⇒国立がんセンター│
  ┌─────────┐       │ 英国⇒医療情報システムのノウハウ提供、がんセンター  │
  │ 連邦政府  │       │ 中国⇒検査機関 にピッツバーグ遠隔病理診断コンサル │
  └─────────┘       │ 日本⇒民間病院に家庭医研修プログラムと指導医を提供 │
  世界中から           └─────────────────────────────────────┘
  企業・研究機関が参加
```

出所:UPMC公表資料等より筆者作成

い。ではなぜ売上高が114億ドルもの巨額になり得るのか。それは、外来クリニック、日帰り手術センター、画像診断センター、外来がん治療センター、リハビリテーション施設、介護施設など約500ものサテライト施設を展開しているからである。この施設配置戦略はIHNに共通している。その理由についてセンタラヘルスケア首脳は、「技術進歩により患者が急性期病院以外の場所で治療を受けるようになった。そのため、急性期病院をダウンサイジングすると同時に、地域住民から見てアクセスのよい場所にサテライト施設を多数配置する必要が生じた。また、高額投資を繰り返す急性期病院よりサテライト施設の方が採算がよい」と述べていた。これは、急性期病院だけが集まって経営統合してもIHNになり得ないことを示唆している。

条件2　学閥を否定し、異文化の多様な人材が切磋琢磨する組織カルチャー

筆者は、2002年にUPMCを視察した際、1986年に附属病院を大学から分離した理由を質問した。その回答は、「医学研究に熱心だが医療経営をわかっていない医学部の教授たちが病院経営に口出しするのをやめさせ、医療事業体として成長させるため」だった。その背景には、1982年にピッツバーグの最大雇用主だったUSスチールが経営破綻した後、地元政財学界の重鎮がピッツバーグ再興戦略を協議、医療産業集積をつくることを決定したという事情がある。医療産業集積の成功要件の一つは、世界中から多様な優秀人材が集積し切磋琢磨する地域になることである。そこに学閥という言葉が入る余地はない。

条件3　判断基準は地域全体利益で、大学の利益ではない

UPMCの最高経営執行役員（CEO）の人選、経営計画・決算の承認、ガバナンスを行うのが理事会である。この組織構造は第2章第3節で解説したセンタラヘルスケアと同じである。UPMCの理事数は24名であり、その配分はピッツバーグ大学が指名する8名、地域住民代表8名、過去にUPMCの発展に貢献した人8名となっている。そして大学から指名された理事であっても必ずしも大学の利益を代表しているわけではなく、地域全体の利益を判断基準にして発言する必要がある。そもそも大学の理事会メンバーの大半が地域住民代表（各分野の重鎮）である。加えて、UPMCが大学に資金援助（バイオ研究費補助だけでも1億8,200万ドル）をしているのであり、事業体としての力関係はUPMCの方が大学より上である。

日本でも附属病院を大学から分離し国公立病院等と経営統合しIHNを形成、それが成功すればIHNの方が大学より数倍大きな事業規模になるはずである。このようにIHNが大きく成長することが大学にとって最大の利益である。IHNの規模が大きくなればなるほど

世界中の優秀人材が大学に集まっている証であり、IHNが大学のブランド向上に大きく貢献していることを意味するからである。IHNの組織構造を議論するに当たり大学の利益云々を持ち出すことは、デメリットにしかならない。

条件4　オープン方式

　附属病院と国公立病院等を核につくられるIHNは、地域の共有財産である。したがって、地域内の他の医療機関、開業医が希望するのであれば、その施設や医療機器を共同利用する仕組みでなければならない。その際の条件は、患者の同意を前提にした診療情報の共有である。

条件5　大学医学部に替わり、医局機能を果たす

　オープン方式の採用は、地域住民の医療ニーズと医療提供体制のミスマッチ解消がIHNの責務であることをも意味している。この役割を果たすためには、IHNが医師をはじめとする医療専門人材をプールし、大学医学部に替わり医局機能を果たす必要がある。

　図表4-14は、死亡者数とそのうちのがん死亡者数の将来推計である。65〜74歳の死亡者数に占めるがん死亡者数の割合が2011年の44％から2040年に60％に増加する。そのため緩和ケア専門医の不足が懸念されている。75歳以上の死亡者数の約4分の3はがん以外である。これは、75歳以上で在宅の循環器疾患者、脳神経疾患者が急増することを意味しており、在宅ケア専門医の不足が指摘されている。臓器別専門医の育成に傾斜した医学部は、このような国民が必要とする医師のポートフォリオの変化に対応できていない。地域ごとの臨床現場の全体像を見る立場になるIHNが、医局機能を担うべきである。

図表4-14　死亡者数全体とがん死亡者数の推計

		2011年		2025年		2040年	
		死亡者数	うちがん	死亡者数	うちがん	死亡者数	うちがん
0～64歳	男	122,726	41,406	94,000	36,213	73,000	32,256
	女	61,809	28,372	44,000	25,497	33,000	21,605
	計	184,535 (100%)	69,778 (38%)	138,000 (100%)	61,710 (45%)	106,000 (100%)	53,861 (51%)
65～74歳	男	131,715	58,567	115,000	59,221	110,000	65,426
	女	63,430	27,873	54,000	27,687	49,000	29,868
	計	195,145 (100%)	86,440 (44%)	169,000 (100%)	86,908 (51%)	159,000 (100%)	95,294 (60%)
75歳以上	男	401,276	113,136	584,000	185,823	647,000	206,348
	女	470,662	87,831	647,000	134,493	756,000	155,131
	計	871,938 (100%)	200,967 (23%)	1,231,000 (100%)	320,316 (26%)	1,403,000 (100%)	361,479 (26%)
全体計	男	655,717	213,109	792,000	281,257	830,000	304,030
	女	595,901	144,076	744,000	187,677	838,000	206,604
	計	1,251,618 (100%)	357,185 (29%)	1,536,000 (100%)	468,934 (31%)	1,668,000 (100%)	510,634 (31%)

注：2011年死亡者数全体計には年齢不詳も含む
出所：「平成23年人口動態統計月報年計の概要」、「日本の将来推計人口（平成25年3月推計）」等より筆者作成

条件6　保険（医療財源）と医療提供部門の連結経営

　本章第2節で述べたとおり、データヘルス（Population Health）を成功させるためには保険（医療財源）と医療提供部門が連結した仕組みが必要である。医療財源と医療提供体制が共に「公」中心の国では、制度設計原理がもともと両者の連結である。そして、第1章第3節で述べたオーストラリアのように病院数の約4割を民間病院が占める場合であっても、公の医療財源と公の医療提供体制が連結している効果は毀損されない。これは、保険者が公中心で医療提供体制が民中心のわが国においても、公益性の高い大規模医療事業体が誕生し保険者と連結すれば、同様の効果を得られることを示唆

図表 4-15　非営利ホールディングカンパニー型法人のイメージ図

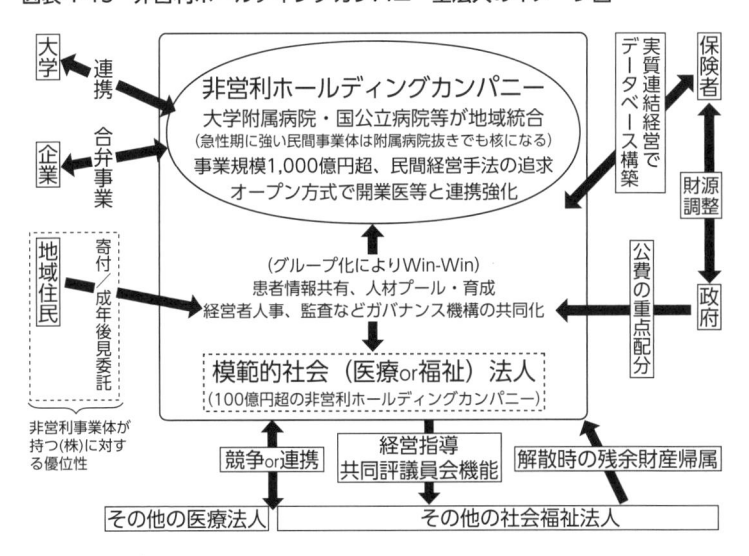

```
                 非営利ホールディングカンパニー
 大学 ─連携→  大学附属病院・国公立病院等が地域統合        →実質連結経営で
              (急性期に強い民間事業体は附属病院抜きでも核になる)   データベース構築  → 保険者
 企業 ─合弁→  事業規模1,000億円超、民間経営手法の追求                    ↕
       事業   オープン方式で開業医等と連携強化                          財源調整
                           ↕                                              ↕
地域住民 ─寄付/   (グループ化によりWin-Win)        ← 公費の重点配分 → 政府
          成年   患者情報共有、人材プール・育成
          後見   経営者人事、監査などガバナンス機構の共同化
          委託
                 模範的社会（医療or福祉）法人
                 (100億円超の非営利ホールディングカンパニー)
非営利事業体が          ↕              ↕                    ↑
持つ(株)に対す    競争or連携    経営指導           解散時の残余財産帰属
る優位性                         共同評議員会機能
               その他の医療法人    その他の社会福祉法人
```

出所：筆者作成

している。

　筆者が提案している非営利ホールディングカンパニーとは、都道府県単位で集約される保険者と実質的に連結経営できる医療事業体のことなのである。**図表4-15**がそのイメージ図である。大学附属病院、国公立病院を民営化した上で人口50万〜100万人の広域医療圏単位で経営統合、非営利ホールディングカンパニーとする。そこに既存の社会医療法人、社会福祉法人が経営の独立性を一定レベル保障されながら非営利子会社として加わる。開業医やその他の医療法人等は患者情報共有を条件に業務提携の形で機能分担に参加する。非営利ホールディングカンパニーの施設、医療機器は、非営利子会社となった社会医療法人、社会福祉法人、業務提携した開業医、その他医療法人等に開放する。こうすることで、非営利ホールディングカンパニーが当該医療圏におけるニーズと医療提供体制のミスマ

ッチ解消に保険者と共に尽力するのである。

社会医療法人、国公立病院、公的病院がホールディング化する経営形態

　筆者は社会医療法人理事長の方々と非営利ホールディング型事業体をつくる際の経営形態について意見交換させていただく機会を何度か得た。そこでの議論は、今後の病院再編の中で実際に起こり得る可能性が高いと思われるケースであり、非常に興味深いものであった。

ケーススタディ1　社会医療法人が国立病院と合弁で新病院を建設

　社会医療法人Aは、2病院と老健施設を経営する事業体である。Aの中核病院と近隣の国立病院Bは、共に建て替え時期が近付いている。医療圏の将来人口動態を考えれば、急性期病床より介護施設、リハビリテーション施設、在宅ケアに対する需要が増えると予想される。AとBが別々に新病院を建設すれば共倒れになるのは明らか。そこで、仮に新病院を合弁でつくるとしたら経営形態とガバナンスにどのような選択肢があるか、という応用問題である。

　主な選択肢としては3つ考えられる。第1の選択肢は、第2章第3節で紹介したセンタラヘルスケアのプリンセスアン病院方式である。新病院を独立した法人格を持つ社会医療法人または一般財団法人とし、Aと国立病院機構の連結対象非営利子会社とするのである。第2の選択肢は、新病院を一般財団法人として設立、その理事会メンバー構成をAと国立病院機構が2分の1ずつ持つ方法である。そしてこの新病院に親会社機能を付与し、A法人が持つ分院や老健施設、新規に開設する施設をガバナンスさせる。第3の選択肢は、新病院を社会医療法人Aの直営病院とした上で、Aの理事会メンバー

の2分の1の指名権を国立病院機構に与える方法である。

　ここで重要なポイントは、医療法改正法律案で地域医療連携推進法人の経営形態を一般社団法人としているが、将来における当該事業体の規模拡大のためには一般社団法人より一般財団法人の方が優れていることである。なぜなら、社会医療法人Aと国立病院Bの合弁事業が成功すれば、他の公立病院、社会医療法人、社会福祉法人等も参加を希望してくると思われるが、一般社団法人のままだと社員数が増え過ぎて議決権の配分でも利害対立が起こりやすい。しかし、一般財団法人であれば、参加法人の代表をすべて権限強化した評議員会メンバーとした上で理事数を絞り込むことが可能だからである。この点に関しては、社会医療法人財団董仙会理事長の神野正博氏が2014年11月5日に開催された産業競争力会議実行実現点検会合・有識者ヒアリングで述べたコメントが非常に重要である。

〈第17回実行実現点検会合の参考資料「有識者ヒアリング概要」から抜粋〉
（委員の質問）既に存在している各病院がどうやって集まれるかというところがあって、医療の方、介護の方、あるいは大きい、小さい、いろいろな方々がいろいろな立場でなかなかまとまらないというのもあると思うが、統合したサービスを提供する場合に、どういうところが問題になるのか。
（神野氏回答）社団型で全員が1票ということでは、ここで言う地域包括ケア、地域全体でガバナンスを持って見るという形はできないと思う。財団型では、少なくとも評議委員会で認められた理事長がいて、そして、本部を持って、その理事長の意思で引っ張っていくという形をつくらないと、なかなか難しいと思う。一般企業のホールディングスを考えても、そこにやはり全体の社長、結構キャラクターの強い旗振り役がいる。それと同じような形にしないと、ただみんなお友達で困ったら一緒になるという形では大変難しいと思

う。従って、日本中にこれをいっぱいつくろうと思っても無理だと思う。最初は幾つか旗振り役がしっかりいるところでつくって、ほかの地域がそれを見て、次に広がっていくという形でないと、難しいのではないかと思う。

(委員の質問) 議決権について、社団型だと、1人1票でガバナンスが効きにくいというのは、おっしゃるとおりだと思うが、1人1票をかなり強く主張される方が多い。病院があり、介護施設があり、いろいろなものがあるときに、どう議決権をつけてパワーバランスをつけるのか、出資が大きいのか、あるいは患者さんが多いとか、いろいろな考え方があると思うが、どうお考えか。

(神野氏回答) 病院だけ10個集まってつくるのであれば1人1票でいいかもしれないが、本来的には、地域を守るための形なので、医療だけではなく、介護の方々の施設なども入れなければいけないだろう。そうなると、大小さまざまであり、訪問看護ステーションで2人でやっているところも1票かという話になるので、1人1票というのは無理ではないかと思う。評議員と理事会については、少なくとも理事会の理事は別に出さない事業所があってもいいと私は理解する。評議員には、例えば地域の代表者、市長、医師会長など直接関係ない地域代表のような方も入れて、<u>全体最適で「この人に委ねよう」という方を理事にして、その方が執行するという形で、決めればいいと思う。</u>

(下線筆者)

したがって、第3の選択肢で社会医療法人Aを社団型のまま存続事業体としたが、AとBの合弁事業成功を見て他の事業体からの参加希望がくるようであれば、Aは財団型社会医療法人に転換する必要がある。

ケーススタディ2　3つ以上の社会医療法人、公的病院が経営統合

都市部では3つ以上の社会医療法人、公的病院が非営利ホールデ

ィング型事業体を形成することがありそうだ。そのスタート時点の経営形態として最も有力なのは、**図表2-5**（89ページ）で示したセンタラヘルスケアの改革前のガバナンス構造である。すなわち、親会社機能を持つ一般財団法人を設立するが、親会社一般財団法人の理事会の権限を新規事業と共同購買等にとどめ、非営利子会社となる参加法人の理事会の独立性を定款で維持するのである。そして、共同で行う新規事業の実績が積み上がり信頼関係が醸成された時点で**図表2-6**（90ページ）のようなセンタラヘルスケアの現在のガバナンス構造にするのである。

　この場合も成功すれば追加参加希望事業体が多数現れると予想される。その際重要なのは、持分なし事業体のみを受け入れることである。第2章第1節で述べたとおり、地域医療連携推進法人制度スタート時に非課税優遇措置はない。一方、一般社団法人であっても医師会立病院は公益性が認められて非課税である。その公益性要件の中に「その残余財産が国又は地方公共団体に帰属すること」がある。したがって、ホールディング型事業体の参加法人の中に持分あり事業体が入っていると、公益性認定を申請しても棄却される可能性が高い。しかし、もともと非課税優遇を受けていた持分なし事業体だけで組成された非営利ホールディング型事業体であれば、容易に公益性認定に合格できると思われる。なお、持分あり事業体を参加法人としないことは、彼らとの機能分担まで否定することを意味しない。患者情報共有を条件に業務提携すれば機能分担できるからである。

参考文献

- 社会保障審議会福祉部会の全資料と議事録
- IT総合戦略本部・新戦略推進専門調査会医療・健康分科会の全資料と議事録
- 厚生労働省医療法人の事業展開等に関する検討会の全資料と議事録
- 厚生労働省「平成24年度医療費の地域差分析」2014年8月
- 厚生労働省「平成24年度市町村国民健康保険における保険料の地域差分析」2014年8月
- 厚生労働省医政発0331第53号「地域医療構想策定ガイドライン等について」2015年3月
- 厚生労働省第189回国会提出「社会福祉法等の一部を改正する法律案参考資料」2015年4月
- 厚生労働省第189回国会提出「医療法等の一部を改正する法律案参考資料」2015年4月
- 厚生労働省「医療施設動態調査」
- 厚生労働省「国民医療費」
- 厚生労働省「国民医療費の概況」
- 厚生労働省「介護給付費実態調査結果」
- 厚生労働省「人口動態統計月報年計(概数)の概況」
- 厚生労働省「薬事工業生産動態統計年報」
- 国立社会保障・人口問題研究所「将来推計人口(平成24年1月)」
- 国立社会保障・人口問題研究所「日本の都道府県別将来推計人口(平成25年3月)」
- 総務省総財準第59号「公立病院改革の推進について」2015年3月
- 総務省「地方公営企業年鑑」
- 財務省「貿易統計」
- 産業競争力会議実行実現点検会合(第17回)資料、2015年4月14日

- 閣議決定「日本再興戦略改訂2014」2014年6月
- 日本銀行「資金循環統計（2014年第4四半期速報）」
- 健康保険組合連合会「平成25年度健保組合決算見込の概要」2014年9月
- 全国健康保険協会「平成26年度都道府県単位保険料率の算定について」
- 全国児童養護施設協議会「もっと、もっと知ってほしい児童養護施設」2015年3月
- 社会福祉法人経営研究会編「社会福祉法人経営の現状と課題」全国社会福祉協議会2006年
- 文部科学省「国立大学法人等の平成25事業年度決算について」
- 全都道府県の県民経済計算統計
- 東京大学「平成25年度財務諸表」
- 京都大学「平成25年度財務諸表」
- OECD Health Statistics 2014
- American Hospital Association, Fast Facts on US Hospitals
- US Department of Labor, Employer Costs for Employee Compensation
- US Department of Veterans Affairs, Consolidated Financial Statements 2014
- Sentara Healthcare, Celebrating the Past, Creating the Future, 2013
- Sentara Healthcare, Consolidated Financial Statements December 31, 2013 and 2014
- Harvard University, Annual Financial Report 2014
- Carnegie Mellon University, Consolidated Financial Statements 2014 and 2013
- University of Pittsburgh, Financial Report Fiscal Year 2014
- UPMC, AUDITED CONSOLIDATED FINANCIAL STATEMENTS, JUNE 30, 2014
- Partners Healthcare, 2014 Annual Report

- IMF, World Economic Outlook Data April 2015 Edition
- R. Anton Braun and Douglas H. Joines, The Implications of a Graying Japan for Government Policy, FEDERAL RESERVE BANK of ATLANTA, Working Paper 2014-18（同論文はJournal of Economic Dynamics and Controlに掲載され、2015年5月にWEB公開された。http://dx.doi.org/10.1016/j.jedc.2015.05.005）
- Jeffrey Braithwaite, Yukihiro Matsuyama, Russell Mannion and Julie Johnson, Healthcare Reform, Quality and Safety, ASHGATE, March 2015
- Australia Private Health Insurance Administration Council, Risk Equalisation Financial Year Results by Insurer and State
- Colene M. Byrne, Lauren M. Mercincavage, Eric C. Pan, Adam G. Vincent, Douglas S. Johnston, and Blackford Middleton The Value From Investments In Health Information Technology At The U.S. Department Of Veterans Affairs, HEALTH AFFAIRS, APRIL 2010
- Karen A. Wager, Frances Wickham Lee and John P. Glaser HEALTHCARE INFORMATION SYSTEMS, Jojn Wiley & Sons, Inc. 2009

●著者略歴

松山 幸弘（まつやま・ゆきひろ）

一般財団法人キヤノングローバル戦略研究所 研究主幹、経済学博士
国際医療福祉大学大学院 特任教授
千葉商科大学大学院政策研究科 客員教授
豪州マッコーリー大学オーストラリア医療イノベーション研究所 客員教授
内閣府規制改革会議 健康・医療ワーキンググループ専門委員
社会保障審議会福祉部会 委員

1953年2月、福岡県生まれ。1975年3月、東京大学経済学部卒業。
1975年4月〜1999年3月、保険会社勤務。保険会社在職中、九州大学経済学部客員助教授（1988〜1989年）、日本銀行金融研究所客員エコノミスト（1991年）、厚生省（現・厚生労働省）HIV疫学研究班員（1993〜1994年）等を歴任。1999年4月〜2005年6月、富士通総研経済研究所主席研究員。2005年7月以降、民間医療法人専務理事、医療コンサルタント会社顧問、国保旭中央病院顧問等を経て、2009年4月より現職。

医療・介護改革の深層
日本の社会保障制度を守るための提言

2015年7月10日　第1版第1刷発行

著　者　松山 幸弘
発行者　林　諄
発行所　株式会社日本医療企画
　　　　〒101-0033　東京都千代田区神田岩本町4-14
　　　　神田平成ビル
　　　　TEL03-3256-2861（代）
　　　　FAX03-3256-2865
　　　　http://www.jmp.co.jp
印刷所　図書印刷株式会社

© Yukihiro Matsuyama 2015, Printed and Bound in Japan
ISBN978-4-86439-375-1　C3033
定価はカバーに表示しています。
本書の全部または一部の複写・複製・転訳等を禁じます。これらの許諾については小社までご照会ください。

―― 日本医療企画・松山幸弘の本 ――

医療改革と経済成長

改革論争の常識は誤り！
"日本版医療ニューディール計画"
成功への提言

地域医療をつなげる垂直統合へ
日本の医療を変える
新しい医療システムとは?

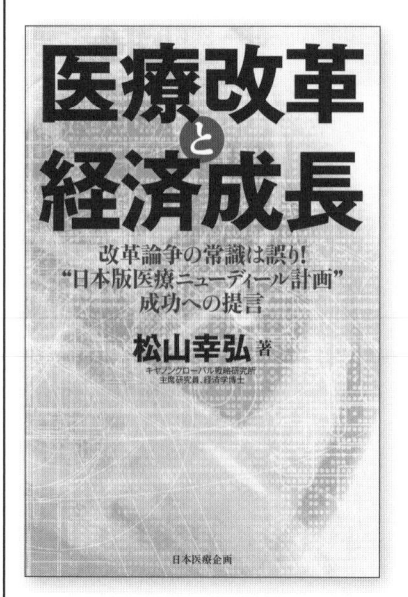

好評発売中！

● 著　者：松山 幸弘（キヤノングローバル戦略研究所 主席研究員、経済学博士）
● 体　裁：四六判／上製本／232頁
● ISBN978-4-89041-958-6 C3033

目次

第1章　迫りくる危機と医療改革の大局観
第1節　日本国民に迫りくる危機
第2節　わが国の医療改革を巡る常識の誤り

第2章　公的制度を核に地域医療経営　ガバナンス改革を推進する国々
第1節　公立病院間の競争を促す英国
第2節　州政府が医療改革を主導するカナダ
第3節　経済好調をバックに次なる医療改革に進むオーストラリア

第3章　経済成長のエンジンであり続ける米国の医療産業
第1節　オバマ大統領の医療改革
第2節　進化を続けるIHNセンタラヘルスケア
第3節　民間非営利病院IHNに追随する公立病院IHN
第4節　IHNと大学が業務提携し推進する医療産業集積

第4章　日本版　医療ニューディール計画
第1節　公的医療保険にオプション導入
第2節　日本版IHN創造